소리에 숨겨진 기적의 치유력
소리가 내 몸을 살린다

소리에 숨겨진 기적의 치유력

소리가
내 몸을
살린다

이란 지음

고려원북스

| 차 례 |

내 몸보다 유능한 의사는 없다

징만 쳤을 뿐인데, 왜 그 소리에 사람의 몸이 저절로 움직일까?

동일한 징소리에, 왜 사람마다 움직임이 제각각 다르게 나타날까?

또 인체마다 제각각 다르게 나타나는 운동의 형태는 질병과 어떤 연관성을 가지고 있을까?

막연한 호기심과 의문으로 첫 발걸음을 내딛었지만 내가 궁금해 했던 모든 것들은 고스란히 나의 몫으로 남겨졌다. 방향도 목적지도 없이 징채를 잡았던 그 순간부터 지금까지, 자신의 인체가 가진 본능적인 치유력으로 희망을 찾아가는 사람들의 치유 과정들을 통해 내 의문의 답을 얻고자 부단히도 노력했다. 그 과정엔 기적과 같은 치유 성과에 함께 기뻐하며 그 감동을 주체할 수 없었던 보람된 날도 있었지만, 내가 기대했던 성과가 나타나지 않아 절망하며 잠 못 이루는 날도 많았다.

이십여 년의 시간이 흐른 지금, 내 노력의 대가인지 아니면 운(運)이 따라준 것인지 그저 욕심 없이 지금의 자리에 안주하여도 아쉬울 것이 없는 마음의 여유로움과 소리기공 '율본운동'의 창시자라는 그럴듯한 명예가 주어졌으니, 인고(忍苦)의 시간들을 그런대로 잘 견뎌준 나의 의지에 부끄러운 자화자찬을 해 본다.

아직도 나에게는 율본운동을 탄생시킨 장본인으로서 '율본운동의 대중화'를 통해 보다 많은 사람들에게 건강한 삶을 제공할 막중한 의무가 남아 있다. 율본운동이 현대의학은 상상조차 할 수 없는 치유의 성과를 거둘 수 있는 치유 운동임에는 틀림없다. 하지만 현실적으로 생각해 보면 거대한 제도권 의료에 비하면 조족지혈(鳥足之血)에 불과하다.

내가 꿈꾸는 '율본운동의 대중화'는 세상을 향한 무모한 도전이며 모험이다. 나이는 숫자에 불과하다고 하지만 내 나이 예순, 지금까지 걸어온 힘든 길을 생각하면 또 다시 부딪칠 수많은 난관들이 적잖이 두려운 것도 사실이다.

그러나 나는 긴 시간 동안, 첨단 의료의 혜택 속에서도 크고 작은 질병의 고통에 놓여 있는 수많은 사람들과 함께하였고, 그들의 치유 과정에서 내 스스로 터득한 수많은 치유의 경험을 가지고 있다. 또한 그들의 아픔을 누구보다 잘 알고 있다. 이 사회의 일원으로서 자신의 인체가 가진 본능적인 치유 능력조차 활용하지 못하는 어리석은 사람들의 무지를 깨우쳐주고, 아픔을 함께하는 것이 내가 해야 할 일임을 잊고 산 적이 없다. 우리말에 '경험만한 스승이 없다'고 했다. 편견과 독선으로 가득한 험난한 세상에 과감히 나를 던져도, 내가 가진 값진 치유의 경험들이 힘없는 나를 지켜주는 든든한 버팀목이 되리라 믿고 있다.

출간을 앞두고 잠시 나의 지난 삶을 되돌아본다. 인간의 보편적인 욕망조차 허용하지 않았던 외롭고 힘든 길이었지만 그 길에는 나를 격려하고 용기를 준 수많은 인연들이 있었다. 그들이 있었기에 오늘의 내가 존재할 수 있었다. 가진 것이 없는 내가 그 고마운 인연에 보답하는 길은 흔들리는 마음을 다시 한 번 가다듬고 '율본운동의 대중화'를 통해 나를 필요로 하는 많은 사람들에게 치유의 열정을 아낌없이 전하는 것이리라. 이제 나는 세상 사람들이 나의 진심과 용기를 알아주든 몰라주든 '율본운동의 대중화'란 최종 목적지를 향해 후회 없는 걸음을 걷고자 한다. 만일 나의 도전이 실패로 끝난다 할지라도 결코 후회하지 않을 만큼 최선의 노력을 다할 것이다.

그 첫 발걸음을 내딛으며 율본운동을 소개하는 책자를 내놓는다. 내가 엄청난 지식을 가진 학자도 아니고 글 쓰는 솜씨가 탁월한 작가도 아니다 보니, 현학적 지식과 미사여구로 꾸며진 책은 아닐 것이다. 하지만 지난 세월 동안 터득한 치유의 진리와 경험을 토대로, 내 몸이 가장 유능한 치유의 의사가 될 수 있는 율본운동의 원리를 누구나 쉽게 이해할 수 있도록 했다.

나의 바람이라면 보다 많은 사람들에게 '내 몸 안의 셀프운동'인 율본운동을 활용할 기회를 주어 '내 병은 내가 고친다'는 자연치유의 진리를 전하는 것이다. 더 나아가 율본운동의 궁극적인 목표인 질병의 고통이 없는 '함께 행복한 세상'과 우리의 전통 자연치유가 대한민국 국민의 건강을 책임지는 '보람된 세상'을 만드는 것이다.

끝으로 지금까지 시류(時流)에 편승하지 않고 나의 직업에 충실할 수 있도록 부족한 나를 믿고 응원해 주신 율본 가족들의 변함없는 사랑에 감사드린다. 그 사랑을 가슴에 담고 '율본운동의 대중화'란 아득히 먼 목적지를 향해 묵묵히 걸어갈 것이다.

율본운동 창시자 이란

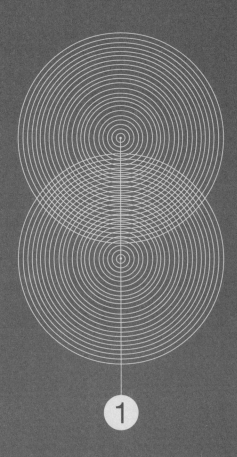

①

내 몸이 스스로
치유운동을 한다!

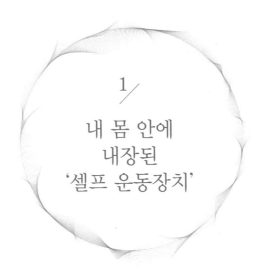

1/
내 몸 안에
내장된
'셀프 운동장치'

자연치유는 비과학이 아니라 초과학이다

우리의 인체 내에는 어떤 첨단 장비로도 그 실체를 확인할 수 없는 생명체 고유의 운동장치가 있다. 인간의 자연치유 체계를 관장하고 있는 이 운동장치에는 두 형태의 프로그램이 존재한다. 첫 번째는 운행 장치의 블랙박스와 같이 어머니의 자궁에서 생명이 시작된 시점부터 마지막 순간까지 정상 상태에서 벗어난 정신과 육체의 모든 문제들이 하나도 빠짐없이 기록된 진단 프로그램이다. 두 번째는 진단 프로그램을 바탕으로 자신의 인체를 정상 상태로 돌려놓을 수 있는 회복과 재생의 운동 프로그램이다.

초과학적인 치유 프로그램이 내장되어 있는 우리 몸 안의 운동장치는 모든 인간에게 주어진 본능적인 운동장치로, 이 장치를 활용하게 되면 내 몸이 필요로 하는 운동을 찾지 않아도 되고 배울 필요도 없다. 내 의지와 상관없이 내 몸이 저절로 알아서 하는 운동이니 말 그대로 '셀프 운동장치'라 할 수 있다. 그런데 여기엔 전제 조건이 있다. 이 운동장치를 활용하려면 생명의 에너지(흔히 기氣라고 표현한다)가 충분히 공급되어야 한다. 이 조건만 충족된다면 누구나 지금 당장 셀프운동을 경험할 수 있다.

물론 자연치유란 말에 거부감을 느끼는 독자도 있으리란 걸 잘 안다. 현대의학의 입장도 다르지 않다. 자연치유란 과학적으로 증명되지 않은 비과학적 치료 행위라는 것이다. 하지만 과학적으로 '증명되지 않았다는 것'이 '존재하지 않는 것'도 아니고 '진실이 아닌 것'도 아니다. 지금은 상식이 된 많은 사실들이 불과 백 년 전만 해도 과학적으로 증명되지 못했던 것들이다. 비과학적이라고 규정하기보다는 과학이 '아직' 설명하지 못하고 활용하지 못하는 영역이라 해야 보다 정확하다.

그리고 무엇보다 현대의학의 아버지라고 일컬어지는 히포크라테스가 '우리 몸 안에는 100명의 의사가 있다'라고 말한 것은 어떻게 설명할 것인가? 셀프운동은 곧 '내 몸 안의 의사'가 실질적으로 발현되는 것이다. 쉽게 설명하면, 내 몸 안의 자연치유 병원에 소속된 100명의 의사가 내 몸 구석구석을 찾아다니며 문제를 해결해주는 초과학적인 의술이 바로 '셀프운동'이다.

　건강을 잃는다는 것이 단순히 육체적 고통만 의미하는 것은 아니다. 건강은 행복의 첫 번째 조건이며 인간다운 삶이라는 궁극적인 삶의 목표를 실천하고 인간의 존엄을 지켜주는 보루이다. 어떠한 경우에도 이 보루가 허물어지지 않도록 관심을 가지고 보살펴 줄 의무는 내 몸의 주인인 나에게 있다. 하늘은 미약한 인간들이 주인의 의무를 다할 수 있도록, 신비하기 그지없는 '셀프 운동장치'를 우리의 몸에 장착시켜 이 세상에 내 보냈다. 하지만 본래 인간이 어리석은 것인지 아니면 힘든 세상살이가 인간을 어리석게 만든 것인지, 우리들 대부분은 각박한 현실을 탓하며 건강의 소중함을 잊고 살아간다. 이 세상에 욕심 없는 사람은 없겠지만, 적당히 채워졌을 때 만족하지 못하고 자신의 몸과 마음에 무수한 상처를 낸다. 어느 날 돌이킬 수 없는 심각한 문제가 생겼을 때에야 후회하지만, 아무 소용이 없다.

사람이 100명이면 셀프운동도 100가지

100세 시대라고들 하지만 과연 그것이 축복일지는 생각해 볼 일이다. 인체에 치명적 해를 입히는 환경적 요인들은 급격히 증가할 것이고 그 힘도 강해질 것이다. 각종 전자기기로 인해 생활은 편안해졌지만 인간의 체력은 갈수록 떨어지고 있다. 질병은 결코 바쁜 나를 배려해 피해가지 않음을 명심해야 한다. 내 몸을 지키기 위해서는 내 몸 안에 내장된 셀프 운동장치를 적극적으로 활용하는 지혜를 발휘해야 한다.

그렇다면 우선 셀프(self)운동이 무엇인지부터 알아보자.

- 셀프운동은 내 몸 안의 운동장치에 저장된 운동 프로그램을 내 몸이 실행하는 것으로, 내 몸의 문제점을 그대로 반영하는 '인체 맞춤 치유운동'이다.

- 셀프운동은 내 몸 안의 운동장치에 저장된 진단 정보에 따라 실행되므로, 의학적으로 진단된 질병은 물론 의학적으로 발견되지 않는 인체의 문제점을 찾아낼 수 있는 '진단운동'이다.

- 셀프운동은 내 몸의 문제점을 가장 잘 알고 있는 내 몸 안의 운동장치를 활용하는 것이므로, 질병의 발생을 미리 차단하는 '예방운동'이다.

• 셀프운동은 내 몸의 문제를 가장 잘 알고 있는 내 몸 안의 운동장치를 활용하는 운동이므로, 짧은 시간에 최고의 치유 성과를 얻을 수 있다.

• 셀프운동은 '인체 맞춤 치유운동'이므로, 내 몸에 맞지 않는 운동으로 인한 부작용을 걱정하지 않아도 된다.

• 셀프운동은 내 몸이 스스로 실행하는 운동이므로, 운동 방법을 배울 필요가 없고 인위적인 운동 도구나 특별한 장소를 필요로 하지 않는다. 그래서 언제 어디서나 '치유운동의 생활화'가 가능하다.

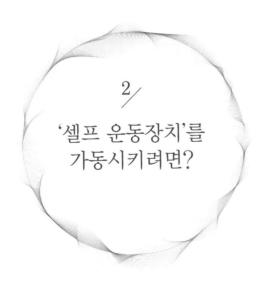

2/
'셀프 운동장치'를
가동시키려면?

갈수록 커지는 현대의학의 한계

아침에 일어나면 일기예보와 함께 미세먼지 수치를 확인하는 것이 일상이 되었고 황사 마스크는 생필품이 되었다. 겨울 날씨가 좀 누그러지면 영락없이 미세먼지가 찾아온다고 해서 '삼한사미(三寒四薇)'란 말이 생겼는데, 그것도 모자라 일주일 넘게 미세먼지가 한반도 상공을 뒤덮는 경우도 심심찮게 발생한다. 전문가들은 대기가 정체된 상황에서 중국 대륙의 미세먼지가 바람을 타고 유입되고, 노후화 된 화력발전소와 경유 차량으로 인한 국내 오염물질이 더해진 것이라 한다. 이유야 어떻든 심각한 것은 이를 막을 뾰족한 방법이 없다는 것이다. 오로지 공기청정기와 고가의 황사 마스크에 의지해 일말의 위로를 받을 뿐이다.

지난 세월 우리는 산업화라는 명분을 앞세워 자연의 소중함을 망각하고서 무분별하게 자연을 파괴하고 환경을 오염시키는 크나큰 잘못을 저질렀다. 이제 우리는 인간과 공존해야 할 소중한 자연을 지키지 못한 지난날의 잘못으로 인해, 우리의 몸을 공격하는 외부 요인으로부터 내 몸을 지켜야 하는 절체절명의 과제를 안은 채 불안하게 살아가야 한다. 그리고 그 해결책을 지금과 같이 현대의학에서 찾고자 한다면 우리의 몸은 더 깊은 수렁 속으로 빠져들 것이다.

현대의학의 한계와 지구 차원의 환경 문제로 인해 앞으로 국적 불문의 자연치유 요법들이 수없이 등장할 것이다. 하지만 다급한 마음이 앞서 효과가 입증되지 않은 요법을 무작정 받아들인다면, 시간과 비용의 낭비는 물론이고 우리 몸이 더 망가지는 결과로 이어질 수 있다. 과연 '내 몸만큼 내 몸을 잘 아는 존재가 있을까?'라고 자문해본다면, 구구절절 설명하지 않아도 내 몸을 어디에 맡겨야 할지는 자연스럽게 깨우쳐질 것이다.

셀프 운동장치를 움직이게 하는 힘

앞에서 간략히 설명했듯이, 내 몸 안에 내장된 운동장치를 움직이게 하려면 에너지가 필요하다. 아무리 뛰어난 인공지능과 첨단 기기도 플러그를 빼는 순간 쇳덩어리에 불과하다. 자연계의 모든 생명체가 공유하는 생명의 에너지가 원활하게 공급되지 않으면 인체 내의 모든 조직과 기관이 제 구실을 하지 못한다. 특히 내 몸 안의 '셀프 운동장치'는 물리적인 힘이 절대적으로 필요한 장치로 이를 통해 내 인체의 문제점을 근본적으로 해결하고자 한다면 반드시 적정량의 에너지를 채워주는 다양한 방법이 선행되어야 한다.

생명 에너지를 다른 말로 표현하면 기(氣)이다. '기'라는 용어는 자연치유와 함께 오랫동안 비(非) 과학을 상징하는 것으로 치부되었다. 하지만 이미 물리학은 모든 물질이 파동이라는 사실을 밝혀냈다. 우리가 견고한 물질이라 생각하는 것들도 사실은 에너지와 기가 응축된 것이라 봐야 한다. 우리의 몸도 마찬가지다. '기'라는 말이 거슬린다면 에너지나 파동으로 해석해도 전혀 문제가 없다.

대자연의 약재 창고에 보관된 최고의 약재

나의 오랜 치유 여정을 바탕으로 단언컨대, 대자연이란 약재 창고에 보관되어 있는 수많은 약재 중 가장 효능이 뛰어날 뿐 아니라 대자연의 존재 원리가 집약된 신비한 약재가 '기'이다. 산삼이 천하제일의 약재로 인정받는 것은 그 성분 때문이 아니라, 오랜 세월 천기(天氣)와 지기(地氣)를 작은 뿌리 하나에 농축했기 때문이라고 주장하는 사람들도 있다. 우리 모두가 이런 귀한 산삼을 밥 먹듯 먹을 수만 있다면 좋겠지만 현실적으로 어려운 일이다. 그런데 참으로 감사한 것은 이런 신비한 약재가 우주와 대자연의 공간에 가득 차 있다는 사실이다. 이를 취하고자 적극적으로 노력만 한다면, 누구나 아무 조건 없이 공짜로 얻을 수 있다.

그렇다면 어떻게 해야 기(氣)를 취할 수 있을까?

능동적인 방법과 수동적인 방법이 있다. 능동적인 방법이란 갖가지 수련의 형태로 스스로 기를 취해 몸을 치유하고 단련시키는 것을 말하며, 수동적인 방법이란 타인이 취한 기를 전달받는 발공(發功)요법, 약손요법, 경락마사지 등을 말한다. 후자가 보다 쉽게 기(氣)를 취할 수 있는 방법이고, 현재도 많은 사람들이 이용하고 있다. 하지만 타인의 인체를 거쳐 제공되는 제한적인 에너지인 만큼 우리 인체 내의 '셀프 운동장치'를 정상적으로 작동시킬 만큼의 광범위한 에너지를 공급할 수는 없다. 중요한 것은 공급되는 에너지(氣)의 양에 따라 운동장치에 저장되어 있는 운동 프로그램의 실행 범위가 결정된다는 것이다. 최대의 에너지가 지속적으로 공급될 때 인체는 가장 완벽한 '셀프운동'을 실행할 수 있다.

지금부터 내가 설명하려고 하는 셀프운동은 능동적인 수련법의 일종이라 할 수 있다. 건강을 위해 기공 수련을 해본 분들이라면 자발공(自發功)과 비슷하다고 생각할 수도 있다. 그러나 셀프운동은 자발공과는 비교할 수 없을 만큼 운동의 형태가 체계적이고 광범위하다. 치유의 성과도 현저히 차이가 나는 것이 당연하다. 그 이유는 셀프 운동장치에 최대한의 에너지를 공급하기 위해 징소리를 매개체로 활용했기 때문이다.

많고 많은 소리 중에 하필이면 징소리일까? 그렇지 않아도 자연치유는 미신이라고 치부되는 마당에, 무속에 사용된다는 이유로 많은 사람들에게 거부감을 주는 징소리를 선택한 이유를 지금부터 설명하려고 한다.

소리에 숨겨진 신비한 치유 에너지

기(氣)는 소리에 의해 움직이는 본성을 가지고 있다. 실질적으로 소리에 의해 기(氣)가 움직이는 현상을 기동(氣動)이라 한다. 우리 몸 안의 '셀프 운동장치'를 작동시키기 위해 필요한 에너지를 가장 빠르게 공급하기 위해서는 반드시 기동을 유도해야 한다. 이때 활용되는 소리는 기(氣)의 본성에 부합해야 한다. 즉 소리의 파동이 대자연의 규칙적인 파동과 일치되어야 한다는 뜻이다.

이 조건을 충족시키는 소리를 인위적으로 만들어 내기 위해서는 도구가 필요한데, 대체적으로 고체의 탄성 진동에 의해 음(音)을 내는 체명악기(體鳴樂器)들이 여기에 해당된다. 대표적인 체명악기로는 사물놀이에 사용되는 북, 징, 장구, 꽹과리와 트라이앵글, 실로폰, 드럼 등이 있다. 우리 선조들은 풍년을 기원하고 몸과 마음의 힐링을 위해, 체명악기인 사물(북, 징, 장구, 꽹과리)을 활용하는 지혜를 갖고 있었다. 안타까운 것은 오늘날에 와서 전통악기의 본질과 가치가 제대로 평가받지 못하고 있다는 점이다. 지금이라도 이를 실생활에 활용할 수 있는 다양한 방법을 모색한다면, 피폐해진 현대인들의 정신과 육체를 치유하고 동물과 식물의 성장을 촉진시킬 수 있는 훌륭한 도구가 될 수 있다.

사물놀이에 사용되는 악기 가운데서도 8음 중 금부(金部)에 속하는 징은 내리치는 징채의 강도에 따라 음의 고저와 파동의 패턴을 인위적으로 조절할 수 있으며, 체명악기 중 그 파동이 가장 길게 전달된다는 특징을 갖고 있다. 이러한 징소리의 장점을 치유에 활용했을 때 기동(氣動)을 유도하는 최상의 매개체가 될 뿐만 아니라, 우리 몸이 대자연의 품에 안겨 있는 듯한 편안함을 느낄 수 있다.

내가 치유를 위해 활용하는 징소리의 크기는 약 90~100데시벨인데, 그 소리가 25분 정도 지속적으로 울리도록 한다. 일반적으로 90데시벨은 공장의 기계 소리와 같은 시끄러운 소음에 해당된다고 볼 때, 보통 사람의 상식으로는 이 소리를 치유에 사용한다는 것 자체가 의아할 것이다. 그러나 수많은 사람들에게 적용했지만, 이 소리를 소음으로 느끼거나 청각에 이상 증상이 나타나는 경우는 전혀 없었다. 오히려 청각에 긍정적인 효과가 나타나고 있다. 특히 징소리에 과민반응을 보일 것 같은 6세 이하의 어린아이들과 불면증, 두통 등의 뇌질환을 가진 환자들은 이 소리에 숙면을 취하게 되고 징소리가 멈추면 잠에서 깨어난다. 그렇다면 굉음에 가까운 징소리에 우리 인체가 상식적으로 이해할 수 없는 반응을 보이는 이유는 무엇일까?

질서정연한 소리는 대자연의 파동과 일치

물리학을 빌려 설명하자면, 소리의 파형(파동의 형태)이 규칙적인 소리는 듣기 좋은 소리, 즉 낙음(樂音)에 해당하고, 파형이 불

규칙적인 소리는 듣기 싫은 소리, 즉 소음(騷音)에 해당한다. 물론 듣는 사람의 심리 상태에 따라 음악 소리가 듣기 싫어질 수는 있다. 하지만 같은 데시벨의 공장 기계 소리를 낙음으로 받아들이고, 폭포수 소리를 소음으로 받아들이는 경우는 거의 없을 것이다. 마찬가지로 90데시벨에 해당되는 징소리에 숙면을 취하거나 심신이 편안해짐을 느낄 수 있다는 것은 징소리의 파형이 질서정연하고 규칙적인 대자연의 파형과 일치되는 낙음에 해당하기 때문이다.

이렇게 우리의 전통 기공 수련에 징소리를 더해서, 내 몸 안의 운동장치가 실질적으로 작동되는 셀프운동이라는 자연치유 운동이 태어났다. 인위적인 운동과는 본질부터 다르고, 비교될 수도 없으며, 신비하기 그지없는 초과학적인 셀프운동을 표현할 새로운 이름이 필요했다. 질서정연한 자연의 율동(律動)과 우리의 인체가 함께할 때 비로소 인간의 본성(本性)을 회복할 수 있고, 더 나아가 인간다운 삶을 영위할 수 있다는 의미를 담아 '율본(律本)운동'이란 이름을 붙였다.

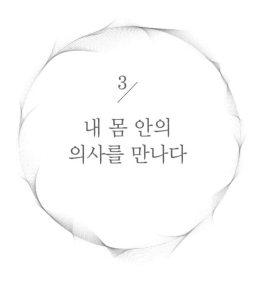

3/
내 몸 안의
의사를 만나다

과학 지상주의로 초과학적 자연치유 체계를 이해할 수 없다

자연치유란 인위적인 도움 없이 우리 인체 스스로 질병의 원인을 없애고 다시는 질병의 증상이 나타나지 않도록 근본 치유를 하는 것이다. 이제 그 위대한 일을 해낼 유능한 의사를 만나보는 시간을 갖고자 한다. 독자들은 부디 근거 없는 의심과 고정관념들을 잠시 내려놓길 바란다.

우리는 현재 모든 사물의 현상을 인간의 지식이 만들어낸 과학적 논리로 비교 평가하는 과학지상주의 시대를 살아가고 있으며,

그 논리를 토대로 만들어진 첨단 기계 문명의 혜택을 벗어나서는 잠시도 살아갈 수 없는 중독 상태에 놓여 있다. 소중한 내 몸도 이 연장선상에 있다. 나의 몸을 가장 잘 알고 있는 '내 몸 안의 의사'에게는 관심이 없고, 첨단 의학 장비와 다양한 약제로 무장한 인위적인 치료에만 매달리고 있는 것이다.

생각해 보라. 인간의 지식이 만들어낸 과학은 지천에 널려 있는 풀 한 포기도, 우리 몸속의 피 한 방울도 만들어낼 수 없다. 그러나 자연은 아무런 장비 없이도 스스로 창조하고 이를 지켜나가는 무한한 힘을 갖고 있다. 그 자연에서 비롯된 생명체가 우리의 인체라는 추상같은 진리를 잊어서는 안 된다.

얼마 전 중국에서 인간이 만든 로봇이 의사 시험에 합격했다는 뉴스가 나왔다. 머지않아 의사가 아닌 과학자가 병을 고치는 시대가 올 것이다. 아마 그런 날이 오면, 기계 문명에 황폐화 된 인간의 본성을 회복하고 존엄성을 지킬 수 있는 길은 점점 더 멀어질 것이다. 이미 의료용 로봇이 점차 그 영역을 넓혀 질병의 진단 및 수술, 재활훈련 분야에서 활약하고 있다. 그러나 인간의 정신과 육체가 현대의학의 치료 논리에서 벗어나지 못한다면, 인간의 수명을 연장할 수 있을지는 몰라도 인간에게 질병 없는 세상을 만들어주지는 못할 것이라 단언한다.

인체의 자연치유력도 활용되지 않으면 무용지물

나의 주관적인 입장이라 할 수 있으나 인간의 몸이 자생력을 완전히 상실한 기계로 변하지 않는 이상 병이 나고 치유되는 근본 원리는 결코 변할 수 없다. 따라서 인간의 지식으로 첨단 의료 장비와 다양한 약제를 개발한다 해도, 궁극적으로 우리 몸을 걱정하고 바른 길로 이끌어 줄 유능한 의사가 우리 몸 안에 있다는 사실은 변함이 없다.

'내 몸 안의 의사'에게 나의 건강 문제를 해결할 기회를 한 번도 주지 않은 채, 근거 없는 믿음으로 우리 몸 안의 자연치유 시스템을 부정하고 폄하해서는 안 된다. 우선 내 몸을 믿어 본다는 순수한 마음으로 '내 몸 안의 의사'를 만나 보라! 지혜롭고 유능한 '내 몸 안의 의사'는 내 몸의 문제에 대해 모르는 것이 없다. 속된 말로 귀신 같이 알고 있다.

다시 한 번 강조한다. 생명체인 내 몸 안의 셀프 운동장치에는 질병이 발생하였으나 완전한 치유가 되지 못하고 봉인된 과거의 문제, 현재 진행 중인 문제, 지금은 문제로 나타나지 않았으나 가까운 미래에 발생할 수 있는 문제들을 정확하게 인지하는 진단 프로그램이 있다. 더하여 사고로 인한 인체 손상, 불가피하게 수술을 요하는 경우를 제외한 모든 문제들을 스스로 해결할 수 있는 운동 프로그램이 있다. 셀프운동은 이 두 형태의 프로그램을 나의 의지와는 상관없이 내 몸이 스스로 실행하는 것이다. 대학병원 부럽지 않은 각 분야별 전문의와 물리치료사, 심리치료사까지 내 몸 안에 존재하고 있는 것이다. 이 책을 읽어 가면 의심과 궁금증이 서서히 확신으로 바뀔 것이다. 그리고 '왜 좀 더 일찍 내 몸 안의 셀프 운동장치를 만나지 못했을까'라는 후회와 함께 완벽한 치유 능력을 갖추고 있는 내 몸의 위대함이 감동의 물결로 다가올 것이다.

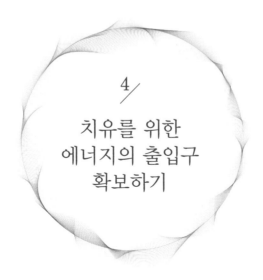

4 /
치유를 위한
에너지의 출입구
확보하기

좋은 기운은 들어와야 하고, 나쁜 기운은 나가야 한다

보잘 것 없어 보이는 길가의 작은 풀꽃 하나에도 우주의 섭리
가 숨어 있다. 때가 되면 씨앗에서 싹이 트고 꽃을 피워 열매를
맺음으로써, 자연을 재순환시키고 생명을 이어가는 기능을 완벽
히 수행한다. 하물며 만물의 영장인 인간이라는 하나의 생명체가
자연의 이치에서 벗어날 리 없지 않은가? 그렇다면 과연 인간의
정신과 육체가 자연의 이치에서 벗어나고서 인간다운 삶을 영위
할 수 있을까? 이 두 가지 의문을 따라가면 인간이라는 생명체의
본질에 닿을 수 있다.

앞에서 우리 인체 내의 셀프 운동장치가 작동되기 위해서는 적정량의 에너지(氣)가 공급되어야 한다고 설명했다. 조금 더 자세히 설명하자면 좋은 기운은 공급되어야 하고, 나쁜 기운은 배출되어야 한다. 자연의 본성은 순환이다. 기운이 순환되는 것이 생명이요, 순환이 멈추는 것이 죽음이다. 그러니 좋은 기운은 인체로 넣어주고 나쁜 기운은 내보내는 것이 셀프운동의 에너지 공급 체계인 것은 너무나 자연스럽다.

셀프운동의 작동 원리를 정확하게 이해하기 위해서는 먼저 셀프운동장치에 에너지가 공급되는 체계를 알아야 한다. 조금 어려울 수 있지만 단전의 개념과 한의학에서 말하는 경락에 대한 설명이 필요하다. 이런 것까지 알아야 되냐고 생각할 수도 있지만, 이 체계가 명확히 인지될 때 셀프운동의 가치를 알 수 있고, 막연히 믿고 따르는 것이 아니라 깊은 공감과 확신을 얻을 수 있다.

인체를 따라 흐르는 기운은 2가지로 나뉜다. 앞에서 좋은 기운과 나쁜 기운이라고 설명했는데, 기공에서는 이를 진기(眞氣)와 탁기(濁氣)로 규정한다. 있는 듯 없는 듯 무게가 없고 따뜻한 기운은 '진기(眞氣)', 인체 내에서 일정 공간을 차지하고 조직과 기관의 정상적인 활동을 방해하는 무겁고 차가우면서, 강한 팽창력을 가진 기운은 '탁기(濁氣)'라고 한다.

탁기를 내보내는 출구, 외단전(外丹田)

인체의 자연치유 시스템은 물론이고, 모든 조직과 기관을 움직이게 하는 근원적인 에너지(氣)를 저장하는 곳이 있으니, 바로 단전(丹田)이다. '붉은 기운이 저장된 밭'이라는 의미로 이해하면 된다. 인체 내에는 2개의 단전이 있다. 즉 내단전(內丹田)과 외단전(外丹田)이다. 내단전은 말 그대로 인체 내부에 있는 단전으로 머리(상단전), 가슴(중단전), 복부(하단전)에 위치한 3개의 단전을 말한다. 반면 외단전은 인체 외부에 흐르고 있는데 좌우 손바닥에서 어깨까지 연결된 2개의 외단전, 그리고 좌우 발바닥에서 골반까지 연결된 2개의 외단전이 있다.

일반적으로 수련에서 중시하는 것은 내단전이다. 그중에서도 하복부에 위치한 하단전을 단련한다는 수련 단체들이 많다. 그런데 셀프운동 실행에서 가장 중요한 역할을 하는 것은 내단전이 아니라 외단전이다. 왜냐하면 진기를 받아들이고 탁기를 배출시키는 출입구에 해당하는 단전은 내단전이 아니라 4개의 외단전이기 때문이다.

4개의 외단전이 제대로 운행되지 않으면 진기가 인체 내로 들어갈 수 없고, 탁기는 인체 내에 갇히게 됨으로써 사실상 셀프운동이 정상적으로 실행될 수 없다. 따라서 셀프운동의 핵심은 외단전을 완성시켜 '셀프 운동장치'의 작동을 방해하는 탁기를 인체 밖으로 배출시키는 것이다. 아울러 적정량의 진기를 공급하여 우리 몸이 '셀프 운동장치'에 저장되어 있는 진단, 회복, 재생의 운동 프로그램을 원활하게 실행할 수 있도록 하는 것이다.

●● 외단전의 역할

양팔의 외단전: 손바닥에서 어깨까지 연결된 2개의 외단전은 손끝으로 들어오는 에너지(氣)를 어깨까지 전달하고, 어깨에 모여 있는 탁기를 손끝으로 배출하는 '출입구' 역할을 한다.

양다리의 외단전: 발바닥에서 골반까지 연결된 2개의 외단전은 골반에 모여 있는 탁기를 내보내는 '출구' 역할만 한다.

우리가 병에 걸리는 1차적 원인은 탁기가 배출되지 못하고 쌓이기 때문이다. 특히 주요 장기가 자리 잡고 있으며, 면역력의 70%를 담당하는 복부에 탁기가 쌓이면 심각한 건강상의 문제가 발생한다. 우리의 인체는 복부의 주요 장기를 보호하고 면역력을 유지하기 위해 본능적인 치유 작업을 시작한다. 배꼽을 기준으로 배꼽 위의 탁기는 어깨에, 배꼽 아래의 탁기는 골반에 모으는 것이다. 외단전이 정상적으로 작동된다면 어깨에 모인 탁기는 어깨~손바닥을 거쳐 손끝으로 배출되고, 골반에 모인 탁기는 골반~발바닥을 거쳐 발끝으로 배출된다.

◈●● 인체의 탁기가 배출되는 과정

배꼽 위의 탁기: 어깨에 집결 → 손바닥 → 손끝

백회에서 회음부까지 연결된 독맥(인체의 뒷면 중심선을 따라 위로 올라가는 맥)을 따라 위로 올라가 어깨에 모였다 배출

배꼽 아래의 탁기: 골반에 집결 → 발바닥 → 발끝

외단전이 막히는 것이 질병이다

상반신에 위치한 2개의 외단전에 문제가 생기면 임맥(인체의 앞면 가슴과 배 한가운데를 따라 아래로 흐르는 맥)을 통해 올라간 복부의 탁기가 어깨에 쌓이게 되므로 어깨와 연결된 팔, 경추, 뇌에 부정적인 영향을 준다. 또한 하반신에 위치한 2개의 외단전이 문제라면 배꼽 아래의 탁기가 골반에 쌓이게 된다. 이럴 경우 우리 몸의 주춧돌 역할을 하는 골반이 뒤틀리게 된다. 골반과 연결된 척추와 다리에도 부정적 영향을 주는 것은 말할 것도 없다.

만약 4개의 외단전이 모두 막히게 되면 어떤 일이 벌어질까? 상반신, 하반신 할 것 없이 전신의 문제로 확대되고 인체 내의 좋은 기운은 줄어들고 탁기는 늘어나게 되므로 모든 조직과 기관이 에너지 부족으로 제 역할을 못하게 된다. 즉 질병 상황에 놓이는 것은 말할 것도 없고, 질병이 발생했을 때 즉각 작동해야 할 자연

치유 시스템이 가동되지 못하므로 질병이 꼬리에 꼬리를 물고 발생한다.

외단전을 통해 인체 내의 탁기가 배출되는 경로를 충분히 이해하였다면 이제 진기(眞氣)가 어떻게 우리 몸 안으로 공급되는지 그 경로를 살펴보자. 양팔의 외단전은 탁기를 배출하는 출구이자 진기를 들여보내는 입구이기도 하다. 외단전(손끝)에서 두 팔을 통해 어깨까지 전달된 진기는 임맥을 따라 아래로 내려가 배꼽 부위에 자리 잡은 하단전에 저장된다. 이렇게 저장된 기운이 인체 내의 각 조직과 기관에 전달되는 것이다.

이제까지 인체의 나쁜 에너지를 배출하고 좋은 에너지를 공급하는 외단전의 역할에 대해 개략적으로 설명했다. 에너지의 원활한 흐름과 막힘에 따라 인체가 질병에 걸리거나 치유된다는 사실을 알 수 있다. 또한 질병의 명칭과 증상에 상관없이 모든 질병이 발생하는 원인이 대동소이하다는 것 또한 알게 된다.

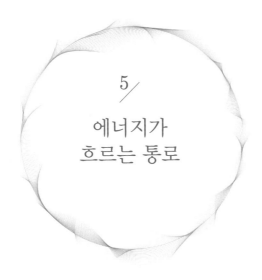

5/
에너지가
흐르는 통로

혈액순환계, 림프 순환계에 이은 제3의 순환계

우리 몸 안에 존재하는 혈액 순환계와 림프 순환계는 부인할 수 없는 해부학적 실체다. 그런데 전통의학에서는 이 둘 외에 기(氣)를 운행시키는 제3의 순환계가 존재한다고 본다. 이것이 바로 '경락'이다. 한의학을 잘 모르는 사람도 경락 마사지란 말을 한번쯤 들어봤을 것이다. 현대의학에서는 거의 무시되고 있지만, 경락은 장구한 역사를 갖고 있는 한의학의 중심 개념이다. 경락은 전신의 기혈을 운행하고 인체의 각 부분을 조절하는 통로이자 생명선이라 이해하면 된다.

한자를 잘 살펴보면 그 의미가 이미지로 떠오르는 경우가 많은데, 경락(經絡)이 그렇다. 경(經)은 '통하지 않는 것이 없다'는 뜻이고, 락(絡)은 '그물과 같이 교차되고 연결된다'는 뜻이다. 우리 몸 전체를 촘촘히 덮고 있는 네트워크가 연상되지 않는가? 인체의 장부, 조직, 기관, 피모, 근육, 골격 등의 조직을 소통시키고 연결하는 경락 체계는 생리와 병리 작용, 질병의 진단과 치료에 중요한 근거가 된다.

황제내경 영추편에는 '경락은 사람이 살 수 있는 바탕이며, 사람이 병을 치료하고 나을 수 있는 바탕'이라는 설명이 나온다. 물론 해부학적 관점을 고집하는 서양의학의 입장에서는 눈에 보이지 않는 경락(經絡)의 실체를 납득하기 어려울 것이다. 하지만 경락은 수천 년의 역사 속에서 무수한 임상과 경험을 토대로 정립된 실체이며 질병의 근본 원인을 찾고 해결할 수 있는 열쇠임은 누구도 부정할 수 없다.

경락을 설명하면서 경혈, 경맥이라는 개념이 등장해 어렵다고 생각하는 사람들이 많다. 그런데 우리가 매일 쓰고 있는 전기를 비유해 설명하면 보다 이해가 쉬울 것이다. 인체 내에서 기(氣)가 공급되는 체계는 우리의 삶을 윤택하게 해주는 전기의 공급 체계와 아주 흡사하기 때문이다.

●●● 인체 에너지의 흐름

발전소(우주, 자연) ⇨ 변전소(단전) ⇨ 송전 선로(경락) ⇨ 변압기(경혈) ⇨ 가정(장부, 조직, 기관)

알다시피 전기는 발전소에서 생산된 후, 변전소에 저장되었다가, 송전 선로를 거치고 변압기를 통해 각 가정에서 쓸 수 있을 정도로 전압을 낮춘 후에 공급된다. 우주의 에너지인 기(氣)는 인체의 단전(변전소)에 저장되고, 기의 운행 통로인 경락(송전 선로)을 통해 장부, 조직, 기관에 공급된다.

여기서 중요한 것은 선로를 따라 흐르는 고압 전류를 안전하게 조절해주는 변압기의 존재이다. 인체에도 이와 유사하게, 경락이 흐르는 선 위에 기(氣)를 조절해주는 361개의 경혈(經穴) 자리가 있다. 경락을 흐르는 수많은 파동의 집합체인 기(氣)가 경혈 자리를 거치면서, 고유의 파동을 갖고 있는 장부, 조직, 기관에 적합하도록 변환되어 공급된다는 뜻이다.

한의학은 14개의 경락과 그 노선에 위치한 361개의 경혈 자리가 있다고 한다. 그 외의 혈(穴)자리까지 포함한다면 전신이 마치 거미줄처럼 에너지 전달 회로로 연결되어 있음을 알 수 있다. 대우주의 운행 법칙과 신비가 그대로 함축된 소우주, 그것이 바로 인체란 사실을 다시 한 번 깨닫게 된다.

한의학과 기공의 공통점

경락과 경혈은 전통의학 치료의 근본 이론이면서 기공, 자연치유 요법들에도 적용되는 개념이다. 한의원에서 침을 놓고 뜸을 뜨는 자리가 바로 경락선상의 혈(穴)자리이다. 혈자리에 자극을 줌으로써 막힌 기운을 소통시키면 질병은 자연히 치유되는 것이다. 이렇게 기를 소통시켜 질병을 치유하는 것이 한의학이라면, 우리 인체가 스스로 기(氣)를 취하고, 기의 물리적 힘을 활용하여 스스로 소통시키는 것을 기공이라고 한다.

생명체인 우리 인체 안에 에너지가 흐르고 있음을 부정하지 않는다면, 그 에너지가 흐르는 통로가 존재한다는 것은 당연한 이치가 아닐까? 그래도 그 실체를 인정할 수 없다는 사람들이 있다면, 단 한 번만이라도 내 몸을 통해 기(氣)를 운용하는 방법을 익혀 보길 권한다. 아주 잠시만이라도 몸을 통해 스스로 경험한다면 그 실체에 고개를 끄덕이지 않을 수 없다.

참고로 여기서 경락과 경혈의 해부학적 실체를 규명하고자 했던 봉한학설을 소개하려고 한다. 1962년 한의학에서 말하는 경락을 두 눈으로 확인할 수 있다는 연구 결과가 발표되어 세계적으로 주목을 받았는데, 북한의 김봉한 박사가 그 주인공이다. 그의 논문 「경락의 실태에 관한 연구」에 의하면, 경혈 자리에서 지름 0.5~1.0mm 형태의 작은 조직을 확인했으며 이 조직에 '봉한소체'라는 이름을 붙였다는 것이다. 봉한소체가 연결된 관을 '봉한관'이라 지칭했는데, 이것이 경락에 해당된다.

●●● 14경락의 명칭과 361개 경혈 분포도

	경락의 명칭	경혈의 숫자		경락의 명칭	경혈의 숫자
1	수태음폐경	11경혈	2	수양명대장경	20경혈
3	족양명위경	45경혈	4	족태음비경	21경혈
5	수소음심경	9경혈	6	수태양소장경	19경혈
7	족태양방광경	67경혈	8	족소음신경	27경혈
9	수궐음심포경	9경혈	10	수소양삼초경	23경혈
11	족소양담경	44경혈	12	족궐음간경	14경혈
13	독맥	28경혈	14	임맥	24경혈

• 경혈: 경락이 흐르는 선상에 위치해 인체 각 조직과 기관으로 에너지를 공급하거나 경락 내 기(氣)의 흐름을 조절하는 자리.

• 인체 내에는 12경맥이 있는데, 8맥 중 자체의 경혈을 가지고 있는 임맥과 독맥을 12경맥에 더해서 14경맥이라고 한다.

김봉한 박사는 토끼의 경혈에 염색약을 주입해서 그 실체를 밝혔다고 주장했지만, 염색약의 재료와 방법을 밝히지 않아 그 누구도 후속 실험에 성공하지 못했다고 알려진다. 1967년 이후 이 학설은 역사 속에 묻히게 되었고 연구자 김봉한 박사도 사라졌다. 봉한학설은 우리 몸 안에 해부학적 순환계 외에 새로운 네트워크가 있음을 밝힌 최초의 학설이라 평가된다.

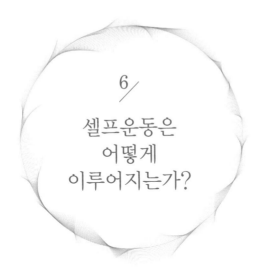

6 /
셀프운동은
어떻게
이루어지는가?

척추질환의 원인은 복부에 쌓인 탁기

앞에서 인체 내의 셀프 운동장치가 작동되기 위해서는 적정량
의 기(氣)가 공급되어야 한다는 사실과 기(氣)가 공급되는 경로와
역할에 대해 설명했다. 그렇다면 인체가 그 어떤 의지의 개입 없
이 저절로 운동하는 셀프운동이 어떤 모습으로 실행되는지 궁금
할 것이다. 그래서 척추질환을 예로 들어 셀프운동이 일어나는
메커니즘을 소개하려고 한다.

국민 질환이라 할 만큼 척추질환으로 고통 받는 사람들이 많

고, 의학적 치료 방법으로는 근본 치료가 안 된다고 인식되고 있다. 그 종류도 추간판탈출증(허리 디스크), 척추강 협착증, 척추 전방전위증, 척추 분리증, 척추 측만증 등으로 다양하다. 건강보험심사평가원에 따르면 2016년 우리나라에서 척추질환으로 병원을 찾은 환자는 무려 1,140만 명에 달한다. 국민 4명 중 1명이 척추질환으로 진료를 받았다는 말이다.

지금부터 일체의 의학적 판단은 배제하고 '내 몸 안의 의사'가 진단하는 척추질환의 원인과 그 원인을 제거하기 위한 셀프운동의 실행 과정을 간략하게 설명하고자 한다. 대부분 질병의 원인은 복부에 쌓인 탁기이며 탁기는 차고, 무거우며, 팽창력을 가진 기운이라는 사실을 기억하기 바란다. 탁기의 특성을 정확하게 이해하면 척추질환의 원인과 해결 방법이 아주 간단하다는 것을 깨닫게 된다.

척추와 복부는 한 공간에서 서로 영향을 미친다

척추와 복부를 분리해서 생각하는 사람들이 많지만, 인체의 앞과 뒤는 차단막이 있어서 완벽히 분리되어 있는 것이 아니다. 한 공간에서 서로 영향을 주고받으며 기능하고 있다는 말이다. 망가진 척추는 결과에 불과하다. 셀프운동을 실행하기에 앞서 '내 몸 안의 의사'가 진단하는 척추 질환의 원인은 과하게 쌓인 복부의 탁기다. 즉 팽창력을 가진 무거운 냉기가 척추에 부정적 영향을 미치는 것으로 진단한다.

현대인의 안 좋은 자세가 척추질환을 야기하는 것이 아니냐는 반론이 있을 수 있다. 물론 그 부분도 무시할 수는 없다. 척추질환의 1차적 원인이 복부의 탁기라면, 2차적 원인은 사고나 불완전한 자세로 인한 척추 자체의 문제로 보아야 한다. 나의 경험으로 보면 대다수 척추질환은 1차적 원인에 의한 것이었고, 사고에 의한 척추 손상을 제외하면 2차적 원인조차 1차적 원인에 의해 만들어지는 경우가 많았다.

팔 운동으로 시작해 다리 운동으로 끝맺는 이유

척추에 문제가 있는 사람들은 대부분 팔 운동으로 셀프운동을 시작한다. 다음으로 허리 운동, 목 운동, 다리 운동의 순서대로 진행된다. 앞서 설명했던 외단전과 탁기의 특성을 이해한다면, 이런 순서로 셀프운동이 이루어진다는 사실은 지극히 당연하다.

가장 처음 팔 운동을 하는 이유는 간단하다. 진기를 받아들이고 탁기를 배출하기 위해서는 우선적으로 외단전이 완성되어야 하기 때문이다. 팔 운동을 통해 외단전이 완성되면, 척추질환의 원인이 되는 복부의 탁기를 제거하기 위해 복부(허리) 운동을 시작한다. 복부 운동을 통해 탁기의 밀도가 낮아지면, 배꼽 위 복부의 탁기는 임맥을 따라 어깨에 모이고, 어깨에 모인 탁기는 외단전인 팔을 타고 내려와 손끝으로 배출된다.

이어서 경추 위쪽에 자리 잡은 탁기를 제거하기 위해 목 운동을 하게 된다. 머리와 경추 쪽 탁기의 밀도가 낮아지면, 복부의 탁기와 마찬가지로 어깨로 내려와 팔을 거쳐 손끝으로 배출된다. 여기까지가 상반신 운동이다.

다음으로 배꼽 아래 탁기의 출구인 외단전을 완성시키기 위해 다리 운동을 하게 된다. 다리 운동을 통해 외단전이 완성되면 배꼽 아래의 탁기가 골반과 다리를 거쳐 발끝으로 배출된다. 이렇게 상반신과 하반신의 운동이 수없이 반복되면서 복부의 탁기는 대부분 배출된다. 팽창력을 가진 복부의 탁기가 사라지면 복부 내에 공간이 확보되고, 탁기에 의해 밀려나왔거나 사고로 손상을 입은 척추가 확보된 공간에 자리를 잡게 되는 것이다. 그다음 제자리에 놓인 척추를 보호하기 위해 척추 주변의 근육들을 강화하는 근력 운동이 이어진다.

●●● 척추질환의 셀프운동 과정

1. **팔 운동**: 진기를 받아들이고 탁기를 배출시키는 외단전 완성

2. **복부(허리)운동**: 복부의 탁기 제거. 어깨에 모인 탁기는 외단전을 타고 내려와 손끝으로 배출

3. **목 운동**: 머리와 경추 부위의 탁기 제거. 어깨에 모인 탁기는 어깨로 내려와 손끝으로 배출

4. **다리 운동**: 배꼽 아래 탁기의 출구인 외단전 완성. 배꼽 아래 탁기는 골반과 다리를 거쳐 발끝으로 배출

5. **1~4의 과정 반복**: 복부 탁기의 대부분 제거

탁기 제거에 따른 복부 공간 확보로 척추가 제자리를 찾음

6. **근력 운동**: 척추를 보호하기 위해 척추 주변 근육 강화

억지로 할 필요도 없고 부작용도 없다

글로 풀어서 설명하니, 처음 접하는 분들은 복잡하다고 생각할 수도 있을 것 같다. 하지만 셀프운동은 이 모든 과정이 어떤 의지의 개입 없이 저절로 이루어지는 것이다. 순서를 기억할 필요도 없고 억지로 몸을 움직이지 않아도 된다. 또한 부작용을 걱정

할 필요도 없다. 그저 내 몸 안에서 일어나는 운동과 진동에 몸을 맡기면 몸이 알아서 탁기를 내보내고 내 몸을 정상 상태로 되돌려 놓는 것이다. 위의 운동 과정을 살펴보면 지금까지 우리가 알고 있던 인위적인 운동요법과는 본질이 다름을 알 수 있다.

하지만 우리의 현실은 어떨까? 척추 환자 1천만 명 시대의 대한민국에서는 그저 시술과 수술만이 능사가 되었다. 의사 스스로도 모르는 의사의 마음에 대해 설명한 책이 있어 소개하려고 한다. 서울 아산병원 정형외과 이춘성 교수의『독수리의 눈, 사자의 마음, 그리고 여자의 손』이라는 책자에 나오는 내용이다.

'척추 수술을 많이 하고 성공률이 어떻다고 자랑하는 병원은 일단 의심하면 된다. 허리 디스크의 80%는 감기처럼 자연적으로 낫는다. 수술을 하지 않아도 좋아질 환자에게 돈벌이를 위해 수술을 권하는 의사들은 처음에는 양심을 속이고서 한다. 그렇게 세 번쯤 반복하고 나면 그런 수술이 정당하다고 믿는다.'
환자를 이익 창출의 도구로 활용하는 일부 의료인들의 이야기일 뿐이라면 좋겠지만, 많은 척추질환자들이 접하고 있는 의료 현실과 일치한다는 점에서 안타까울 뿐이다.

나는 오랜 세월 질병으로 고통 받던 사람들이 새로운 희망을 찾아가는 모습을 수없이 지켜보았지만, 마음 한 구석엔 염려하는 마음이 떠나지 않았다. 의학적 관점에서 근거 없는 개인의 비과학적 주장일 뿐이라는 비판이다. 진통제 한 알로 순식간에 고통이 사라지는 현대의학의 매력에 빠진 탓일 수도 있고, 병은 의사만 고칠 수 있다는 고정관념이 너무나 견고하기 때문일 수도 있다. '내 몸 안의 의사'를 통해 건강한 삶을 살아갈 수 있다는 나의 주장을 대다수의 사람들이 의심한다.

안타까운 마음을 뒤로 하고 현실적으로 생각해보면, 지금까지 인간이 밝혀낸 우주의 비밀은 5%가 되지 않는다는 사실을 깨닫게 된다. 우주의 원리를 그대로 담고 있는 인체의 비밀을 이해하지 못하는 것은 당연한 일일지도 모른다. 나 역시 인체가 가진 본능적인 자연치유 체계를 알지 못했다면, 현대의학 이외엔 그 무엇도 받아들이려 하지 않는 어리석은 사람들과 별반 다르지 않았을 것이다.

먼저 경험한 사람들도 처음부터 믿은 것은 아니다

입이 닳도록 설명을 해도 "우리 몸이 저절로 운동한다니 말이 되냐?"라고 대놓고 의심하는 사람들을 볼 때면 그들을 설득할 수 없는 나의 부족함에 절망하게 된다. 지난 시간, 율본운동을 이해시키고자 부단히 노력했지만 항상 기대에 미치지 못했다. 그렇다면 좀 더 쉽게 율본운동을 설명할 방법은 없을까? 고민 끝에 선택한 것이 율본운동으로 효과를 본 사람들의 체험담이었다. 몸으로 직접 체험한 다양한 치유 과정들이 거짓 없이 전달된다면, 같은 처지에 있는 사람들의 고정관념이 허물어지지 않을까? 그래서 율본운동을 접할 기회를 얻을 수 있으리란 희망을 품게 되었다. 고맙게도 많은 분들의 도움으로 꽤 많은 체험담들이 모였다.

이어지는 체험담들을 읽어보면 알겠지만, 대부분 율본운동을 처음 접하면서 '밑져야 본전'이란 생각을 했다는 내용이 나온다. 의심이 생기는 것은 어쩌면 당연한 일이다. 그렇다면 '백문이 불여일견'이란 고사성어를 되새기며, 내 몸으로 셀프운동을 체험할 기회를 한 번만 허용하기를 바란다. 누구나 체험담의 내용과 유사한 체험을 하게 될 것이다. 그 체험은 글로는 도저히 표현할 수 없는 신비함 그 자체다. 과학이라는 잣대로 과학을 넘어선 인체의 치유 능력을 평가한다는 것은 얼마나 어리석은 일인가? 지금부터 내 몸의 치유 본능을 믿고 안 믿고는 모두 독자들의 몫이다.

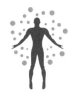

만신창이가 된 몸이
회복되고 있습니다

1981년 대한민국의 격동기, 겨우 스무 살 청년이었던 저의 앞날은 참으로 암울했습니다. 본의 아니게 데모에 휩쓸렸는데, 진압하던 공권력의 폭행으로 어깨가 골절되고 온몸은 만신창이가 된 채 유치장과 구치소에서 온갖 고문을 당했습니다. 육신의 고통으로 인내는 한계에 달했고, 1년여 동안 밤마다 찾아오는 공포로 정신은 피폐해졌습니다. 그래도 그나마 20대였기에 용케 참고 견딜 수 있었나 봅니다.

그러나 세월이 지나 40대 중반이 되니 불행하게도 그 후유증이 왔습니다. 어깨와 목이 마비되는 증상과 함께 손은 주먹조차 제대로 쥘 수 없을 정도로 부었습니다. 허리는 '11시 10분' 정도로 돌아간 '측만증'이라면 이해가 될까요? 돌아간 허리 때문에 밤이면 다리를 절단하고 싶을 정도의

심한 통증으로 도저히 잠을 이룰 수 없었습니다.

온몸 여기저기 나타나는 통증을 치료하기 위해 민간요법, 물리치료, 통증클리닉, 침, 뜸, 봉침, 옥돌로 문질러 혈을 통하게 한다는 방법까지 소위 대체의학이라 불리는 자연요법들은 거의 다 해보았지만 그 어떤 치료도 잠시 통증을 멈출 뿐이었습니다.

결국 고통을 견딜 수 없어 허리 수술을 결정하고 MRI 촬영까지 마쳤지만 다시 고민이 시작되었습니다. 수술이 좋은 결과로 이어지는 경우가 많지 않았기 때문입니다. 그러던 어느 날 율본운동을 통해 아픈 허리가 기적처럼 치유되었다는 얘기를 들었습니다. 그동안 민간요법을 접하면서 너무나 많은 실망을 해왔기에, 그냥 한 번 가본다는 생각으로 첫 수련에 참석하게 되었습니다.

원장님의 짧은 설명을 듣고 두 손을 모으고 눈을 감았습니다. 징소리와 나를 일치시키라는 원장님의 설명이 있었지만 처음 접하는 낯선 분위기 때문인지 온갖 잡스러운 생각이 들어 도무지 집중이 되지 않았습니다. 10분 남짓의 시간이 지났을까? 내 몸에서 믿기 힘든 일이 일어났습니다.

온몸의 진동과 함께 땀이 비 오듯 흘러내리면서 어깨와 양팔은 하늘을 향해 만세를 불렀고, 팔을 내리면 어김없이 다시 올라갔습니다. 내 몸이 의지와 상관없이 저절로 움직인다는 사실이 신기하기도 하고 무섭기도 했습니다. 그렇게 제 몸 안의 주치의와 거창한 첫 만남을 가졌고, 내 스스로 척추질환을 해결할 수 있겠다는 확신이 생겼습니다. 그후 저는 죽음의 늪에서 가까스로 붙잡은 희망의 동아줄을 절대 놓칠 수 없다는 절실함으로 일주일에 두 번 열심히 수련을 했습니다.

수련 시간에 울리는 우렁찬 징소리는 정신과 육체를 정화시키는 강력한 힘으로 제 몸 여기저기로 파고들었습니다. 그 힘은 저의 의지로는 도저히 제어할 수 없을 정도의 강한 압력으로 뭉쳐진 양 어깨와 틀어진 허리를 잡아당겼다가, 고통이 극에 달할 즈음에는 살며시 놓아주었습니다. 원장님께서는 뭉쳐진 근육들을 이완시키는 과정이라 설명해주셨습니다.

마치 내 몸 안에 물리치료사와 운동 기구가 있는 것 같았습니다. 당겼다가 놓아주기를 수없이 반복하는 이완과 교정 과정 다음에는 어깨와 허리에 진동 기구를 부착한 것처럼 강한 파동이 일어났습니다. 파도가 휘몰아치듯 한 차례의 파동이 지나가면 젖은 솜처럼 무거웠던 내 몸의 무게가 전혀 느껴지지 않는 공간에 떠있는 것 같았습니다. 순간순간 복부와 허리가 맞닿는 놀랍고 신비한 현상들은 '내 몸 안의 의사'가 고통에서 헤매는 저에게 던져준 희망의 메시지였습니다.

스스로도 믿기 힘든 4~5개월의 수련 과정이 지났을 때입니다. 돌덩이처럼 어깨를 누르던 묵직한 기운들이 강한 진동과 함께 양쪽 팔로 내려와 손가락으로 빠져나갔고, 터질 듯이 갇혀 있던 허리와 어깨의 탁기도 두 다리로 내려와 발가락으로 빠져나가는 운동이 반복되었습니다. 무거운 기운이 아래로 밀려 내려오는 양에 따라 팔다리의 통증도 다르게 느껴졌습니다.

오랫동안 잠을 편히 잘 수도 없었던 저의 몸이 어느 순간 가벼워졌습니다. 지긋지긋하게 괴롭히던 허리 통증과 골반 통증이 점점 사라지는 것과 함께 뒤틀려 있던 척추도 펴짐과 틀어짐을 반복하면서 조금씩 바른 모습으로 돌아왔습니다.

인체의 치유 능력은 상상할 수조차 할 수 없을 정도로 대단했지만, 대부분의 사람들은 이렇게 의학이 발달된 시대에 징소리 하나에 몸을 맡기고 병을 고치겠다는 무식한 사람들이라고 할 것입니다. 그러나 현대의학으로 해결 방법이 없는 질병에 고통 받고 있다면 마음의 문을 열고 율본운동을 꼭 한 번 체험해 보라고 권하고 싶습니다.

　　질병의 고통으로 죽고 싶을 만큼 힘든 시련을 겪은 사람만이 율본운동의 가치를 알 수 있다고 생각합니다. 이제는 살만하여 수련 횟수는 많이 줄었지만 저의 수련 여정은 벌써 3년이 넘었습니다. 아직까지 100% 건강을 회복하지는 못했지만, 천천히 그리고 꾸준히 수련을 하면 건강을 지킬 수 있다는 희망이 있어 오늘도 행복합니다.

구급차에 실려 갈 정도의 디스크가 깨끗이 나았습니다

저는 20년 넘는 직장생활 동안 허리에 무리가 가는 작업을 많이 하였습니다. 언제부터인가 허리가 조금씩 아프기 시작하더니 하루는 통증이 너무 심해 작업 도중에 구급차에 실려 가게 되었습니다.

검사 결과, 요추추간판(허리 디스크)이 퇴화되어 제 기능을 전혀 못하는 상황이라고 했습니다. 입원 2개월을 포함해 6개월 동안의 치료 끝에 의사는 치료 종결을 선언했고 저는 회사에 복직했습니다. 그런데 의학적인 치료는 종결되었지만, 제 허리의 통증은 종결되지 않았습니다.

일을 하다가도, 차를 타고 내릴 때도, 옷을 갈아입다가도 조금만 자세가 틀어지면 극심한 통증으로 고통스러웠습니다. 어떤 때는 선 자세로, 어떤 때는 퍼질러 앉아서 수

십 분을 꼼짝하지 못한 적도 있습니다. 주변 동료들이 많이 도와주었지만, 그것도 하루 이틀이지 하루하루 버티기가 정말 힘들었습니다.

허리 질환은 운동이 최고라는 말에 열심히 운동도 하고 좋다는 치료도 받아보았지만, 크게 좋아진다는 느낌이 없이 불안한 상태로 2년 가까이 지내다 직장 동료의 소개로 율본운동을 알게 되었습니다. 처음엔 징소리를 들으며 수련을 한다는 소리에 썩 내키지 않았습니다. 아니 황당하기까지 했던 기억이 납니다. 하지만 상황이 하도 절박하다보니 야간 근무를 마치고 수련원을 방문하게 되었습니다.

저는 그때의 첫 만남을 감사하고 귀한 인연으로 여기고 있습니다. 맨 앞자리에 앉아 원장님으로부터 소리치유의 원리와 기공(氣功)에 대한 간략한 설명을 듣고 수련을 시작했습니다. 그리고 수련 첫날 두 번째 시간에, 소리에 맞춰 스스로 치유운동이 나온다는 동료의 황당한 말이 무엇인지 바로 체험했습니다.

손바닥 사이에서 바람이 나오는 느낌과 함께 손이 벌어지고 몸이 움직이기 시작하더니, 지금까지 느껴보지 못한 신비로운 기운이 제 몸을 감싸는 것 같았습니다. 수련만 열심히 하면 얼마든지 내 병을 고칠 수 있겠다는 강한 믿음까지 생겨 주저 없이 수련을 시작하였습니다.

　주로 야간근무를 마치고 와서 수련을 하였는데 수련을 마치고 집에 가면 바로 출근을 해야 했습니다. 당연히 잠이 부족했을 텐데, 신기하게도 전혀 피곤함을 느끼지 않았습니다. 하루하루 수련이 계속되면서 정말 신이 났습니다. 허리가 나아간다는 기쁨도 컸지만, 내 몸으로 느끼는 오묘한 기(氣)의 흐름과 내 인체 스스로 아픈 곳을 찾아 움직이는 다양한 형태의 운동들이 너무 좋았습니다.
　머리와 발끝을 바닥에 붙이고 허리를 들어 몸을 활 같이 만든 상태에서 허리를 좌우로 흔들었다 다시 비틀고, 어깨와 목이 빠른 속도로 회전을 하다가 이어서 허리가 빙글빙글 돌아가는 운동이 반복적으로 진행되었습니다. 인위적으로는 도저히 할 수 없는 복잡한 운동들, 허리 환자로서는 상상도 못할 어렵고 난해한 운동들이 저의 의지와는 상관없이 매번 새롭게 나오는 것이 신기했습니다.
　한 달 정도가 지나자, 어깨가 가벼워지고 허리 통증도 사라져 회사 일을 하는데 아무런 문제가 없었습니다. 저는 일주일에 두 번 100일 동안의 의무 수련을 끝내고, 한 달에 한두 번 건강을 유지하는 차원에서 율본운동과 인연을 이

어온 지 6년이 되었습니다. 지금은 예전에 허리가 아팠다는 사실이 기억조차 나지 않는 건강한 몸이 되었고, 매번 새롭고 설레는 마음으로 수련에 임하고 있습니다.

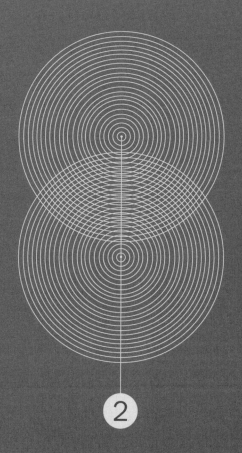

2

내 몸 안의 운동장치에
스위치를 켜라!

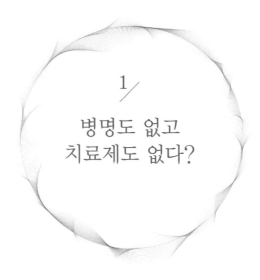

1/
병명도 없고
치료제도 없다?

제도권 의료라면 마땅히 해야 할 일

제도권 의료란 국민의 건강을 책임지는 의학으로서, 다양한 원리를 가진 의학을 포괄적으로 수용하여 모든 국민들이 건강한 삶을 누릴 수 있는 보편적 의료가 되어야 한다. 그렇다면 우리가 믿고 의지하는 제도권 의료는 과연 이 조건을 충족하고 있을까?

대한민국에서 제도권 의료의 범주에 들어가는 것은 현대의학이라 불리는 서양의학, 그리고 전통의학인 한의학이다. 현대의학은 국가의 전폭적인 재정 지원을 받으면서 지금까지 비약적인 발전을 거듭해 왔다. 반면에 뒤늦게 제도권 의료에 포함된 한의학은 현대의학의 막강한 그늘에 가려 실질적으로 그 가치를 인정받지 못하고 있는 것이 현실이다.

나는 오랜 세월 동안 제도권 의료로 질병의 고통을 해결하지 못한 수많은 사람들과 함께했다. 그 고통의 근원에는 편향적인 의료 정책이 자리하고 있다. 우리에겐 의료 서비스의 선택권이 없다. 거의 대부분의 사람들이 현대의학이라는 인위적인 치료에 자신의 몸을 맡기고 있다. 그런데 현대의학이 인체의 본능적 치유 능력을 아예 무시하고 있다는 사실을 생각하면 조금 무서운 생각이 들 정도다. 우리가 갖고 있는 본래의 치유 능력을 활용하면 얼마든지 고통을 해결할 수 있는데, 그 기회조차 주지 않는 의료 정책이 과연 올바르다고 할 수 있을까?

끝없이 닥터 쇼핑을 하는 이유

지금도 주변에서 질병의 고통은 있지만, 의학적으로는 아무런 문제를 발견하지 못한 사람들을 만날 수 있다. 소위 유명하다는 병원을 찾아다니며 검사라는 검사는 다 해보지만 아무런 이상이 발견되지 않는 정상 상태라는 것이다. 병이 없으니 당연히 증상을 완화시킬 약도 없다. '스트레스 받지 말라'는 하나 마나 한 처방과 함께 신경안정제, 진통제, 수면제를 처방한다. 일시적이나마 그것으로 고통을 잊을 수 있다면 다행이다. 그것도 통하지 않으면 그 고통을 짧게는 수개월, 길게는 수년, 더 길게는 평생을 안고 살아가야 한다. 엎친 데 덮친 격으로 희망이 없다는 절망감으로 우울증이라는 마음의 병이 하나 더 만들어지면 고통을 해결할 길은 더욱 요원해진다.

대한민국 국민이면 누구나 자신의 수입에 비례해 건강보험료를 납부하여야 한다. 이 의무를 충실히 이행했다면, 병이 났을 때 치료 받을 수 있는 권리를 가지게 된다. 아울러 국가는 다양한 의료 시스템을 통해 건강한 삶을 제공할 의무를 가진다. 그런데 꼬박꼬박 건강보험료를 납부하고도 병든 몸을 맡길 의료가 존재하지 않는다면 그 책임은 과연 누구에게 있는 것일까? 지금부터 의료 혜택의 사각지대에 내몰린 내 이웃의 이야기를 하고자 한다.

내가 소리 치유란 것을 처음 시작할 때이니 꽤 오래 전 일이다. 내가 이 일을 계속하는 게 맞는지 갈등하던 때이기도 하다. 그때 한 사람의 치유 과정을 지켜보면서, 현대의학에 편향된 의료 정책으로 인해 고통을 겪는 사람들이 많다는 사실을 깨달았고, 대한민국의 의료 현실에 참담함을 느꼈다. 갈등을 겪던 나는 이 일을 계기로, 그들의 고통을 전부 다 알 수는 없지만 그 고통을 조금이라도 덜어주기 위해 나의 모든 삶을 바치겠다는 다짐을 하게 되었다.

병명을 못 찾았던 40대 남자의 이야기

그의 나이는 40대 초반, 직업은 대형 화물차 기사였다. 언제부터인가 속이 답답하더니 점점 식욕이 떨어졌다고 한다. 처음에는 일이 힘들어 그런 것이라 생각하여 보약과 건강식품을 사서 먹었지만, 점점 식욕이 떨어지더니 급기야 숨도 제대로 쉴 수 없는 지경이 되었다. 병원에서 검사라는 검사는 다 했지만 아무런 이상이 나타나지 않았다. 이 병원 저 병원 찾아다니며 고통을 호소했지만, 힘들면 정신과 치료를 해보라는 말만 들었을 뿐이다.

신경안정제를 처방받았지만 약을 복용하면 잠이 와서 도저히 운전을 할 수 없었고, 정신이 혼미해져 일상생활조차 이어가기 어려웠다. 가정을 유지해야 한다는 의무감에 복용하던 약을 모두 끊었다고 한다. 그 후 그는 자신의 병이 의학적으로 해결되지 않는 귀신의 장난이라고 생각해 용하다는 무속인을 찾아다니며 굿을 했고, 많은 돈을 없애고 난 뒤에야 자신의 어리석음을 깨달았다고 한다. 그리고 그때쯤 나와 인연이 되었다.

그의 하소연에 따르면, 잘 먹지 못하는 것은 그런대로 참을 수 있는데 호흡이 제대로 되지 않는 게 문제였다. 운전을 하다가 아니면 잠을 자다 호흡이 정지되면 죽을 것 같다는 불안감 때문에 하루하루가 고통스럽다는 것이다. 가장으로서의 절박감 때문인지 그는 율본운동에 강한 믿음을 보였고, 그런 믿음 덕분인지 치유 과정은 빠르게 진행되었다.

지금도 잊히지 않는 장면이다. 그의 입에서 쌀뜨물 같이 뿌연 타액이 쉼 없이 토해졌고, 항문에서 가스가 쉼 없이 나왔다. 구토가 심해서 복부의 장기가 입 밖으로 나올 것 같은 상황이 계속되었지만, 희한하게도 구토한 용기에는 뿌연 타액만 있을 뿐 한 톨의 밥알도 없었다. 타액의 배출은 복부에 문제가 있는 사람이 반드시 거치는 치유 과정이지만 당시 나에게는 충격적인 현상이었다. 가스가 배출되는 것은 충분히 이해할 수 있었지만 입에서 쏟아지는 타액은 도대체 무엇일까? 심한 구토에도 왜 음식물을 올리지는 않는 걸까? 그렇다면 식도가 아닌, 타액이 나오는 통로가 따로 있는 것일까? 그날 밤 잠을 설치며 고민을 거듭했다.

그는 수련하는 동안은 물론이고 집에서도 계속 타액을 토했다고 한다. 힘들만도 한데 그는 휴지와 비닐봉지를 가지고 다니면서 고통을 해결할 수 있다는 희망으로 기뻐했다. 시간이 지나감에 따라 타액의 양도 조금씩 줄어들었으며, 타액을 배출할 때도 온몸을 웅크리는 불편한 자세가 아닌 아주 편안한 자세로 바뀌었다.

 수련 1개월이 넘어갈 즈음, 타액은 토하는 수준에서 단순히 뱉는 정도가 되었다. 수련 2개월이 되자 그는 하루하루 숨 쉬기가 편해졌고 식욕도 회복되기 시작했다고 했다. 타액에 대한 의문점은 풀리지 않았지만, '아! 이렇게 병이 고쳐지는구나!'라는 원리를 터득할 수 있었다. 그와의 만남은 하늘이 무지한 나에게 병이 나고 낫는 원리를 깨우치게 하려고 기회를 주신 것이라 내 멋대로의 해석을 하며 신이 났다. 그 후 이십 년 가까운 세월이 흘렀다. 잘 먹고, 잘 자고, 열심히 살고 있노라고 감사의 인사를 몇 년 동안 꾸준히 전해 왔던 그가 지금은 어디서 어떻게 살고 있는지 알 수 없지만 내 기억 속에 강렬하게 남아 있는 인연 중 하나이다.

현대의학이 해결하지 못한다고 솔직히 고백해야

 이 사례처럼 의학적로는 이상을 발견할 수 없음에도 잘 먹지도 못하고 음식을 먹어도 소화를 시키지 못하는 사람들이 의외로 많다. 대부분 복부에 탁기(냉기)가 과도하게 쌓여, 복부의 장기가 제대로 활동하지 못해 일어나는 현상이다. 복부를 만져보면 몹시

차갑고 딱딱한 기운이 뭉쳐 있음을 알 수 있다. 복부의 탁기가 가슴까지 밀려 올라오게 되면 가슴이 답답해지는 증상이 동반된다.

'내 몸 안의 의사'가 실행하는 '셀프운동'은 우선 기(氣)의 열기로 복부에 딱딱하게 굳어 있는 탁기를 액체 상태로 녹인 다음 입으로 배출시키고, 복부의 가스는 항문을 통해 빠져 나오게 한다. 병의 경중에 따라 이 과정이 다소 고통스러울 수도 있다. 하지만 내 몸이 실행하는 운동 프로그램을 묵묵히 받아들이기만 하면 아주 쉽게 치유되는 질병에 해당된다.

위의 사례처럼 질병의 고통으로 일상적인 생활조차 불가능한데 병원이 말하는 것처럼 이상이 없는 것일까? 아니면 현대의학의 한계로 원인을 찾아낼 수 없는 것일까? 전인후과(前因後果)란 말이 있다. 원인이 있으면 반드시 결과가 뒤따른다는 뜻이다. 마찬가지로 질병의 증상이 있다면 그 증상을 만들어낸 원인이 반드시 존재한다. 원인 없는 질병은 없다.

현대의학의 가치를 폄하하려는 것이 결코 아니다. 현대의학으로 어떤 질병의 원인과 해결책을 제시할 수 없다면, 그 질병은 현대의학의 치료 영역을 벗어나는 것이다. 이를 인정하지 않고 무의미한 치료로 환자의 고통을 가중시키거나 불치의 병으로 단정짓는 모순을 범하는 것은, 현대의학만이 질병을 고칠 수 있다는 지극히 독선적인 사고방식에서 비롯된 일이다.

신경성, 스트레스성이라는 핑계

병원에서 병의 원인을 찾지 못하고 치료 방법 또한 없다면서 늘 하는 말이 있다. 신경성, 심인성, 혹은 스트레스로 인한 증상이라는 것이다. 하지만 이런 애매모호한 진단이 환자의 삶의 질을 떨어뜨리고 혼란을 가중하고 있다. '현대의학이 해결할 수 없는 질병'이라고 솔직하게 고백해야 한다. 그래야 절망 속에서 하루하루를 버텨가는 사람들이 현대의학 이외의 돌파구를 찾게 될 것이기 때문이다.

지금 이 시간에도 수많은 사람들이 병명조차 알지 못한 채 모든 사람들이 편히 잠든 밤을 공포와 고통으로 근근이 버티고 있다. 날씬한 몸매를 만들겠다며 밥을 굶는 사람들 옆에서 한 끼라도 제대로 먹어 보기를 소망하며 살아가고 있다. 그들이 현대의학으로는 뾰족한 치료 방법이 없다는 것을 잘 알면서도, 현대의학에 의지할 수밖에 없는 것은 마땅한 의료 대안이 없기 때문이다.

정신과 육체는 하나, 함께 건강해야 한다

세계보건기구(WHO)의 헌장은 '건강이란 질병이 없거나 허약하지 않은 상태를 뜻하는 것이 아니라 신체적, 정신적, 사회적 및 영적 안녕이 역동적이며 완전한 상태를 말한다'라고 정의하고 있다. 인간의 육체와 정신은 동일한 정보를 공유하며 긍정적 영향과 부정적 영향을 나누는 한 몸(一體)으로, 이 둘이 함께 건강할 때 비로소 인체는 완전한 상태가 된다. 즉 '나는 건강하다'라고 말할 수 있으려면 단순히 육체적 이상이 없다는 소극적 의미를 넘어서, 정신과 육체가 균형을 이루는 최적의 상태를 이루어야 한다.

육체의 병이 정신의 병을 만들어내고, 정신의 병이 육체의 병을 만들어낼 수 있다. 따라서 건강을 위해서라면 정신과 육체의 문제를 제각기 다른 문제로 분리시킬 것이 아니라 포괄적으로 수용하는 의료 시스템이 필요하다. 하지만 우리의 의료 시스템은 육체적 문제에 대해서는 온갖 첨단 의료 장비와 다양한 약제를 제공하고 있지만, 정신적 문제를 해결해주는 의료 서비스는 매우 부족하다고 보아야 한다.

우리 사회는 과거와는 비교할 수없는 물질적 풍요를 누리고 있다. 그렇다면 그 혜택만큼 행복한 삶을 누리고 있는 것일까? 이

물음에 그렇다고 대답할 수 있는 사람은 그리 많지 않을 것이다. 지금 이 시간에도 정상적인 사람의 건전한 상식으로는 도저히 이해할 수 없는 참담한 범죄들이 매스컴을 통해 전해지고 있다. 그들의 범죄 행위를 철저히 처벌하는 것은 이 사회의 안녕과 질서를 위해 당연히 해야 할 일이다. 하지만 불특정 다수를 향해 자신의 분노를 표출하는 행위의 본질을 정확히 파악하고 해결점을 찾는 노력이 반드시 병행되어야 한다.

나는 지난 세월 정신적 문제로 고통 받는 사람들과 많은 시간을 함께했고, 문제의 근원을 해결하고자 나름대로 최선을 다했지만, 개인의 힘으로 그들의 고통을 해결해주기에는 역부족이었다. 안타까운 것은 육체의 병과 정신의 병이 결코 다르지 않음에도 육체의 병에 비하면 정신이 병들고 상처 입었을 때에는 문제의 본질을 반영하는 다양한 의료 혜택이 거의 주어지지 않는다는 점이다.

모든 질병이 그러하겠지만 특히 정신적 문제에 기인하는 질병들은 독한 약제를 퍼부어 증상을 잠시 잠깐 잠재우는 방식이 되어서는 안 된다. 그들의 분노를 풀어내고 다독이는 영적 자연치유 요법을 통해 병의 근원을 찾아가야 한다. 또한 그들을 향한 부정적 인식과 편견이 점점 더 음지로 몰아넣고 있다는 사실도 간과해서는 안 된다.

병원도 한의원도
병명을 말해주지 않았습니다

저는 50대 중반으로 아내와 두 자녀를 둔 가장입니다. 집 밖을 나서면 병원이 즐비하고 좋은 약들이 차고 넘치는 세상에 왜 그런 곳에서 병을 고치려 하느냐는 질문을 무수히 받았습니다. 하지만 저 역시 처음부터 그랬던 것은 아닙니다. 수많은 시간과 돈과 희망을 낭비한 후에, 지푸라기라도 잡는 심정으로 율본운동을 시작하게 되었습니다.

젊은 시절 저는 등산을 좋아해 전국의 명산을 누비고 다녔습니다. 암벽 등반에 빙벽 등반까지 열심히 다니다 보니 요즘 말로 모두가 부러워하는 '몸짱'이 되었습니다. 매사에 적극적이고 자신감 넘치는 성격 탓에 사회에서 인기도 많았습니다. 하지만 가족들과는 늘 데면데면했습니다. 모든 일을 독단적으로 처리하는 못난 아비에 못난 남편이었습니다. 세월이 흘러 중년으로 접어들자 사업이 침체되고 정신적 스트레스 때문인지 몸이 점점 이상해졌습니다.

사람이 많은 곳에 가면 어지러움이 밀려와 제대로 서 있기조차 힘들었고, 사소한 일에도 분노가 가라앉지 않는 마음의 병까지 생겼습니다. 더 이상 두고 볼 수 없었던 가족들의 권유로 병원을 찾았습니다. 검사 결과 스트레스로 인한 신경불안증, 공황장애, 당뇨병, 어지럼증, 척추질환, 높은 콜레스테롤 수치 등등 충격적 진단을 받았습니다.

건강하다고 자부하던 몸은 만신창이가 되어 신경정신과에 입원까지 하게 되었습니다. 의사의 처방대로 신경안정제와 마취 유도제인 프로포폴(Propofol) 주사를 맞으며 지내다가 증상이 완화되면 퇴원을 했습니다. 하지만 퇴원 후, 약을 먹으면 아무것도 할 수 없는 무기력한 상태가 되었습니다. 그러다 증상이 더 심해지면 다시 입원하는 비참한 일상이 반복되었습니다.

밤이면 머리가 터질 것 같아 눕지를 못했습니다. 앉아서 베개를 붙잡고 졸다 보면 날이 샜습니다. 새로운 날이 시작된다는 것 자체가 고통스러웠지만, 특별한 치료법을 찾지 못한 채 숨이 막히는 시간이 흘러갔습니다. 그러던 어느 날, 어깨와 목이 너무 아파서 살펴보니 목 뒤쪽에 제법 큰 혹이 만져졌습니다. 내 손아귀를 가득 채울 만큼의 혹은 시간이 감에 따라 점차 더 딱딱하게 굳었습니다. 혹 때문에 목을 뒤로 젖히기도 힘들었습니다. 의학적인 지식은 없었지만, 혹시 혹이 경추의 신경을 눌러 뇌에 영향을 미칠지도 모른다는 생각이 들었습니다. 혹만 제거하면 병이 나을 수 있다는 희망이 생긴 것입니다.

신경정신과 치료는 접어두고 용하다는 병원과 한의원을 찾았지만 해결책이 없었습니다. 의학적으로 '혹'은 아니고 스트레스로 인해 근육이 굳은 것 같다는 애매모호한 진단뿐이었습니다. 차라리 '모르겠다' '못 고친다'라고 대답해주면 답답하지나 않을 것 같았습니다. 병이 나을 수 있다는 희망조차 보이지 않던 그때 율본운동을 소개 받았습니다. 저의 첫 수련은 의문과 간절함으로 시작되었지만, 아쉽게도 저는 남들처럼 합장한 손바닥이 벌어지는 율본운동의 첫 관문을 통과하지 못했습니다.

그러나 평소에 허리가 좋지 않아 단 5분도 바로 앉아 있기가 힘들었는데, 수련이 진행되는 4시간 동안 화장실 한 번 안 가고 꼿꼿이 앉아 있을 수 있었습니다. 비록 율본운동의 첫 관문인 기문(氣門)이 열리는 신비로운 체험은 못했지만 긴 시간 동안 부실한 허리를 바로 세우고 앉아 있었다는 것만으로도 희망이 생겼습니다.

둘째 날과 셋째 날, 수련은 계속되었지만 그야말로 '가뭄에 콩 나듯' 가끔씩 두 팔이 움직이는 정도의 동작이 고작이었습니다. 남들처럼 온몸이 요동치는 동작은 없었지만 다른 회원들의 치유 경험담을 듣는 재미, 회원들의 치유운동을 직접 확인해서 병의 원인과 진행 상태를 설명해주는 원장님에 대한 믿음으로 수련에 매진할 수 있었습니다.

'지성이면 감천이라고 최선을 다하다 보면 언젠가는 나에게도 치유의 기쁨이 찾아오겠지.' 치유 운동이 크게 나오지 않아도 치유가 되었다는 회원들의 사례를 새겨들으며 그렇게 몇 개월이 지날 즈음에 저에게도 서서히 변화가 오기 시작했습니다. 잠자리에 누우면 터질 것 같던 머리의 압박감과 통증, 어지럼증, 요통 등이 좋아지기 시작한 것입니다. 육체의 고통이 줄어들면서 가족에 대한 고마움과 사랑을 더욱 느끼게 되었습니다. 육체의 고통이 마음의 병이 되고, 마음의 병이 다시 육체의 고통으로 이어진다는 진리를 깨달은 것입니다.

1년이 지나자 목덜미부터 등까지 굳어진 근육이 먼저 풀리기 시작했고, 병명조차 알 수 없었던 목 뒤의 혹도 조금씩 줄어들었습니다. 다시 1년의 시간이 더 흐르고 나니 주위 사람들이 놀랄 정도로 거의 정상 상태가 되었습니다. 잠도 잘 잘고 일상생활에 전혀 불편함이 없었습니다. 지난날을 뒤돌아보면 저에게 찾아온 육체적 고통이 저의 마음을 치유해준 계기가 되었다는 생각이 듭니다. 이제 율본운동은 저와 가족의 건강과 행복을 지켜주는 인생의 동반자가 되었습니다.

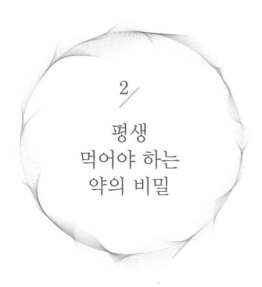

2/
평생
먹어야 하는
약의 비밀

치료제인가, 증상 완화제인가

진단 장비가 급격히 발전하면서, 질병의 종류는 갈수록 세분화 되고 예전에는 알지 못했던 병명들이 수없이 만들어지고 있다. 또한 병명만큼이나 다양한 치료약이 개발되고 있지만, 이러한 약제가 근본적인 치료제가 되지 못하는 것은 예나 지금이나 별반 다르지 않다.

의학적으로 규정된 병명이 없어 질병의 증상을 완화시키는 약의 도움조차 받지 못하는 사람에 비하면 그나마 약으로 증상을 완화시킬 수 있는 것은 다행이라 할 수 있다. 그러나 질병의 증상을 완화시키고 견딜 수 없는 고통을 일시에 사라지게 하는 마법 같은 약제가 근본적인 치료제가 될 수 없다고 누누이 강조하는 이유는 무엇일까? 그 이유를 알지 못하면 우리는 평생 약제의 노예로 살아갈 수밖에 없다.

현대의학이 질병을 치료하는 방법에는 크게 두 가지가 있다. 첫 번째가 원인(原因) 요법이다. 질병의 원인이 확실히 밝혀진 질병의 경우에는 그 원인을 제거하는 화학요법, 혈청요법, 외과적인 수술 등을 실행하게 된다. 두 번째 방법이 많이 들어보았을 대증(對症) 요법이다. 원인이 불확실하거나 통제할 수 없을 때, 단지 질병의 증상을 완화시켜 환자의 고통을 경감시켜주는 치료를 말한다. 열을 내려주는 해열제, 염증 반응을 차단하는 소염제 등이 여기에 해당된다.

그런데 문제는 현대의학의 경우, 외과적인 치료와 감염성 질병을 제외하면 거의 모든 치료가 대증요법의 범주에 속한다는 것이다. 물론 질병의 증상을 완화시켜 삶의 질을 높여준다는 장점을 부정하려는 것이 아니다. 하지만 지금까지 우리가 경험하였듯이 약을 꾸준히 복용해 질병의 증상이 사라진 것처럼 보이지만, 복용을 중지하면 어김없이 증상이 다시 나타난다. 한마디로 정리하자면 현대의학의 대증요법에 사용되는 약제들은 '치료제'가 아니라 '증상 완화제'에 불과하다.

약제로 인한 악순환의 고리

여기서 끝이 아니다. 견딜 수 없는 통증과 불쾌한 증상을 순식
간에 사라지게 하는 약제의 매력에 빠져 장기간 사용할 경우, 약
제에 대한 내성이 생겨 약제의 효과가 점점 약화된다. 복용 양을
점점 증가시키다 보면, 약제를 과대 복용하게 되는 결과를 낳는
다. 결국 인체의 면역 시스템을 망가뜨리고, 그 결과 또 다른 질
병이 발생하는 원인이 된다. 대증요법을 실행할 때는 엄격하게
약제의 사용을 규제해야 하지만, 무분별하게 남용되는 것이 현실
이다. 병을 고치기 위해 약을 먹지만, 그 약에 의해 또 다른 질병
이 만들어지는 악순환이 반복되는 것이다.

"이 약은 평생 드셔야 합니다"란 의사의 말은 병을 고칠 수는
없으니 질병과 불편한 동거를 하며 그럭저럭 살아가라는 뜻이다.
소중한 우리의 몸을 평생 약제의 노예로 살게 하는 것이 국민의
건강을 책임지는 제도권 의료가 할 수 있는 최선의 방법은 분명
아닐 것이다.

질병의 증상을 완화시키는 대증요법도 필요하다. 하지만 '치료
제'와 '증상 완화제'를 명확히 구분하지 않는 상황은 약제의 오남

용을 부추기는 결과로 이어진다. 우리나라의 항생제 처방 비율은 58.9%로 WHO가 권장하는 22.7%의 2~3배 수준이다. OECD 국가 중 항생제 사용 1위란 불명예스러운 타이틀도 놓치지 않고 있다. 아무런 대안이 없는 상태에서 무조건 고통을 참으면 살 수는 없다. 하지만 질병에 따라 다양한 형태로 나타나는 불편한 증상들에는 우리의 몸을 회복시키고자 하는 긍정적 의미가 내포되어 있음을 직시해야 할 것이다.

질병보다 무서운 것은 약제에 의한 면역력 파괴

'지피지기(知彼知己)면 백전불태(百戰不殆)'라는 구절은 전쟁이나 경쟁에만 해당되는 것이 아니다. 어떤 싸움이든 승리하기 위해서는 반드시 싸움의 대상을 정확히 파악하는 과정이 필요하다. 인체는 왜 질병의 증상이라는 것을 발현시킬까 생각해본 적이 있는가? 감기에 걸리면 왜 열이 나고, 상한 음식을 먹으면 왜 설사가 나고, 피부에 상처가 나면 왜 곪을까? 인체 나름대로 몸의 이상 상태에 대응해 면역체계를 가동시킨 결과가 '증상'으로 나타난다고 해석해야 한다.

그런데 약제로 질병의 증상을 없애버리면, 인체의 자연치유 시스템은 가동을 멈춘다. 그리고 이런 일이 반복되면 인체는 자신의 문제를 해결하겠다는 의지와 능력을 상실한다. 반면 인체를 공격하는 세력들은 이를 틈타 더 큰 세력으로 무장할 기회를 얻게 될 것이다.

불과 반세기 전만 해도 의료 혜택을 받는 사람은 극히 일부에 불과했다. 병이 나도 병원을 찾기 힘들었고 사고가 나서 인체 일부가 훼손되어도 별 다른 방법이 없었다. 치료 시기를 놓쳐 평생 불구의 몸이 되기도 했고, 가족과 이웃이 생을 마감하는 모습을 속절없이 지켜봐야 했다. 그때와 비교하면 지금의 의료 혜택은 정말이지 고마운 존재다. 하지만 그 혜택만큼 우리가 '건강하게 살고 있는가?'란 의문 앞에서는 그렇다는 대답이 선뜻 나오지 않는다.

진정한 의료 혜택은 병원이 필요 없는 상태

2017년 보건복지부와 한국보건사회연구원이 분석한 OECD 국가의 건강 통계를 살펴보자. 2015년 한 해 동안 우리나라 국민 한 명이 외래 진료를 받은 횟수는 16회로 나타난다. OECD 평균인 7회보다 2.3배 높은 수준이다. 또한 입원 일수는 16.1일로 2위를 기록했다. 이 수치를 긍정적으로 본다면, 병이 나면 누구나 쉽게 치료받을 수 있는 권리가 충족되었다고 할 수 있다. 하지만 대한민국 국민들의 현대의학에 대한 의존도가 과하다고도 볼 수 있다. 최상의 의료 혜택은 '병원이 필요 없는 건강한 몸'이란 사실을 잊어서는 안 된다.

　의료 혜택을 받지 못했던 지난 시절의 아픔이 남아 있는 탓일까? 아니면 저렴한 의료비 때문일까? 우리 국민들은 조금 쉬면 낫는 단순한 증상들에도 병원을 찾고, 증상을 조금이라도 완화키는 약이 있으면 당연히 복용해야 한다고 생각한다. 그렇게 복용하는 약이 점점 늘어나고, 그 부작용으로 질병이 꼬리에 꼬리를 물고 발생해도 내 몸이 잘못된 방향으로 가고 있음을 인지하지 못한다. 과함은 부족함보다 못하다. 다양한 약제를 저렴한 비용으로 복용할 수 있는 의료 혜택이 오히려 과잉 치료를 부추겨 우리 인체의 자생력을 망가뜨리는 원인이 되고 있다. 인체의 자연 치유 능력을 상실시키는 무분별한 의료 혜택은 혜택이 아니라 독이다.

국민 10명 중 6명이 질병 상태?

　국민건강보험공단이 발표한 2017년 건강검진 통계연보를 살펴보자. 일반 건강검진 1차 검사에서 질환 의심자 36.7%, 유질환자 21.9%로 나타났다. 국민 10명 중 6명은 질환이 있거나 질환이 의심된다는 이야기다. 여기에다 질병의 고통은 있으나 의학적으로 이상을 발견할 수 없는 환자들과 의학적인 치료를 포기하고 나름 대로의 치료 방법을 선택한 환자를 포함시키면, 거의 모든 국민들이 크고 작은 질병의 고통에 놓여 있다고 해도 과언이 아니다.

최첨단 의료장비와 다양한 약제가 질병의 고통을 덜어주고는 있지만 근본적인 치료라고 할 수는 없다. 게다가 만성질환, 희귀 난치성 질환은 물론 고령화 사회에 따른 치매, 중풍과 같은 노인성 질환들이 지속적으로 증가하고 있다. 급격한 산업화에 따른 환경오염, 사회의 다변화, 서구식 식생활과 같은 외부 요인들이 예전보다 증가했고, 이러한 변화가 정신과 육체의 질병을 발생시키는 주요 요인으로 작용하고 있음을 부정할 수 없다.

그러나 도둑을 막지 못하는 주인의 무능은 그대로 두고 언제까지 도둑 탓만 할 것인가? 인체 외부의 여러 부정적 요인들은 우리가 거부할 수 없는 또 하나의 환경이다. 중국발 미세먼지가 유입되지 않게 할 방법도 없고, 공기 좋은 나라를 찾아 이민을 가기도 어렵다. 또한 스트레스를 받기 싫어 직장을 그만둘 수도 없고, 이미 길들여진 서구식 식생활을 바꾸기도 힘들다.

인체는 이익 창출의 도구가 아니다

중국의 전통 의서인『황제내경』은 '병이 된 후에 약을 쓰는 것은 목이 마른데 샘을 파는 것과 같고, 전쟁이 났는데 무기를 만드는 것과 같다'라고 일갈했다. 하지만 대한민국의 의료 정책은 눈부신 의학의 발전이란 미명 아래, 예방 의료를 철저히 배제하고 사후약방문(死後藥方文) 식으로 질병을 쫓아가는 후진적 의료 형태에서 한 걸음도 벗어나지 못하고 있다. '소중한 내 몸을 지키기 위해 한심한 대한민국 의료 정책에 안주하지 말자'는 것이 나의 변함없는 주장이다. 지금 내 몸이 해결책을 찾을 수 없는 질병의 고통에 놓여 있고 내 몸이 생명체란 불변의 진리를 인정한다면, 제도권 의료에만 의지할 것이 아니라 고통의 당사자인 내 몸에게 한 번 물어보자. "너는 이 고통을 해결할 수 있는 힘을 가지고 있는가?"

인체는 절대로 이익 창출의 도구가 되어서는 안 된다. 하지만 주변에서 들려오는 이야기는 참담한 수준이다. 사무장 병원, 대리수술, 의료비 부당 청구, 과잉 진료, 허위 진료, 제약회사와 병원 간의 불법 리베이트 등등, 일일이 다 열거할 수 없을 정도이다. 2015년 8월 27일자 한국일보의 기사에 의하면, 제약회사로부터 뒷돈을 받은 의사가 무려 1,600여 명이라고 한다. 한심한 일은 의료계에 미치는 파장을 고려해, 연루된 의사 중 300만 원 이상

수수자만 입건한다는 소식이었다. 이런 기준을 적용하면 적발된 의사 5명 중 4명은 처벌 대상에서 빠지게 된다. 아마 나머지 의사들도 이런 저런 이유로 법의 처벌을 면할 것이 분명하다.

부정한 거래는 과대 처방으로 이어진다

의사와 제약회사 사이에서 일어나는 부정한 거래는 약제의 과대 처방으로 이어질 수밖에 없다. 국민의 건강을 책임져야 할 의료인이 그 도리를 저버리고 국민의 생명을 위협하는 범죄 행위를 저지르고 있음에도 항상 솜방망이 처벌에 그치고 있다. 국민의 건강보다는 그들의 막강한 영향력과 표를 선택한 것으로 보인다. 의료 지식이 없는 국민들은 의료인의 양심에 반하는 의료 행위에 대하여 알 수도 없고, 그 부당함을 항변할 방법도 없다.

요즘 병원에 가면 자주 듣는 말이 있다. 바로 "의료실비보험 가입하셨나요?"란 질문이다. 보험 가입 여부가 수술이라는 중대한 결정의 잣대가 되고 있다. 당장 내 주머니에서 돈이 빠져나가지 않으니 마치 공짜 치료라도 받듯이 동조하는 사람들 또한 적지 않다. 의료인들은 일부의 부도덕한 행위라고 항변하겠지만, 매스컴을 통해 전해지는 비양심적인 의료 행위는 어쩌면 빙산의 일각일 수도 있다.

환자를 이익 창출의 도구로 활용하는 의학은 이미 그 가치를 상실했다. 국가가 이들의 부도덕한 행위를 엄격하게 통제하고 부당한 의료 행위에 철퇴를 내리지 않으면, 그들은 제도권 의료라는 합법적 방패 뒤에서 국민을 이익 창출의 도구로 활용하는 행위를 멈추지 않을 것이다. 그리고 그 방법은 더욱 교묘해질 것이다. 결국 피해는 국민의 몫이지만, 이미 무소불위의 권력을 가진 그들을 상대로 피해자인 국민이 할 수 있는 일은 아무것도 없다. 그나마 기대할 것은 자신의 생애를 인류 봉사에 바치기로 선택한 의료인들의 양심이다. 건강과 생명을 첫째로 생각하고 양심과 위엄으로써 의술을 베풀겠다는 히포크라테스 선서를 잊지 말기를 바랄 뿐이다.

현대의학이 거의 포기한 난치병

지금부터 두 가지 사례를 소개할 예정이다. 자가면역질환으로 분류되는 류머티즘과 난치병으로 꼽히는 피부병으로, 지금까지 정확한 원인조차 규명되지 않고 있다. 현대의학이 할 수 있는 최선의 방법은 면역억제제나 스테로이드 처방으로 증상을 완화시키는 것이다. 더 이상의 치료 방법은 사실상 없다.

이렇게나 발전한 현대의학이 이렇게나 무기력한 이유는 무엇일까? 인체의 면역 시스템을 살리는 근본 치료가 아니라 증상을 완화시키는 데 집중하는 현대의학의 치료 원리 때문이다. 그러니 병이 나을 것이란 기대를 갖고 현대의학에 의지하는 것 자체가 이루어질 수 없는 짝사랑이 아닐 수 없다. 다음의 체험 수기를 통해 지금까지 답습해왔던 치료 행위들을 냉정히 되짚어보고, 우리 몸이 바른 길을 갈 수 있는 방법을 모색하는 계기가 되길 바란다.

류머티즘의 고통이 끝날 날도
머지않았습니다

저는 내년이면 60세가 됩니다. 눈에 넣어도 아프지 않은 예쁜 손녀도 있지만, 마음대로 안아주지도 못하는 류머티즘 5년차의 할머니입니다. 자가면역질환인 류머티즘은 어깨, 손목, 무릎, 발목, 손가락 등 관절 마디마디가 갑자기 부어오르며 말로는 표현할 수 없는 극심한 통증이 수반됩니다.

저의 경우는 아픈 부위가 이곳저곳 뛰어다니듯 동시다발적으로 나타났고, 심하면 관절은 물론 피부까지 파고드는 통증으로 꼼짝을 할 수 없었습니다. 겉이 멀쩡하니 남들이 보기에는 마치 꾀병을 부리는 것 같았지만, 실상은 마음대로 내 몸을 움직이지도 못한 채 매일 견딜 수 없는 통증에 시달리는 심각한 환자입니다.

평생 먹어야 된다는 면역억제제와 진통제에 봉침치료, 도수치료, 마사지 등 좋다는 치료는 다 했지만 2018년부터 통증은 더욱 심해졌습니다. 양쪽 어깨가 아파 옆으로 몸을 돌릴 수 없어서 반듯하게 누워서만 잘 수 있었고, 양쪽 손목과 손가락, 목까지 움직일 수 없어 식사 준비는커녕, 반찬통 뚜껑조차 열 수 없었습니다. 약의 양을 늘리고 아픈 부위에 주사를 맞았지만 통증의 강도는 더 심해졌습니다. 점점 지쳐가는 와중에 지푸라기라도 잡는 심정으로 몸이 스스로 치유 운동을 한다는 율본 수련원을 찾았습니다.

　　수련 첫날, 알 수 없는 강한 힘이 두 팔을 좌우로 벌어지게 하더니 점점 뒤로 당기는 팔 운동이 나왔습니다. 순간 어깨가 끊어질듯 아팠지만 혈이 뚫리는 느낌과 함께 어깨가 시원해졌습니다. 다음 날 두 번째 수련에는 팔이랑 목이 뒤로 젖혀지는 운동이 나왔습니다. 평소에는 도저히 할 수 없는 운동이었습니다. 그날 저녁 넉 달 만에 옆으로 누워서 잠을 잘 수 있었습니다.

　　어깨가 새털처럼 가벼워져야 류머티즘을 해결할 수 있다는 원장님의 말씀처럼 팔 운동으로 어깨가 어느 정도 편안해졌을 즈음에 제일 고통스러웠던 손목과 손가락 운동이 나왔습니다. 그리고 수련 3개월이 되니 목 운동과 허리 운동이 나오기 시작했습니다. 내가 하는 일이라곤 눈을 감고 징소리를 듣고 있는 것뿐인데, 저절로 목이 좌우, 앞뒤로 팽이처럼 돌아가고 허리도 함께 회전하는 이 신기한 동작을 어떻게 설명해야 할지 모르겠습니다.

목 운동이 나오고 1개월이 지났을 즈음, 뒷목 오른편에 작은 접시를 엎어놓은 듯이 자리 잡고 있던 두툼하고 딱딱한 지방이 사라졌습니다. 목에 딱 달라붙던 목걸이의 메달이 적당한 길이로 내려왔고, 늘 뻣뻣했던 목이 말랑해졌습니다. 수련 중간 중간 통증이 심해지는 날도 있었지만 고질적인 목의 통증과 찌릿찌릿하며 귀 뒤에서 머리로 올라오던 통증이 사라지니 머리가 맑아지고 심각했던 건망증 증상도 좋아졌습니다. 일주일에 한두 번 수련을 했고, 집에서도 틈틈이 율본 음반을 틀어놓고 운동을 하는 것이 일상이 된 지 이제 4개월이 되었습니다.

매일 먹던 진통제는 하루 걸러서 먹게 되었고 스스로 할 수 있는 것이 하나씩 늘어가면서, 내 몸이 나를 치료하고 있다는 확신은 더 커졌습니다. 요즘도 수련원을 향하는 발걸음은 날아갈듯 가볍습니다. 율본을 만나지 못했다면 하루하루를 고통 속에 보내고 있었을 것입니다. 눈을 감고, 마음의 문을 열고, 징소리에 집중하면서 내 몸이 시키는 대로만 하면, 내 몸이 필요로 하는 맞춤 운동이 되는 행운이 내게 주어졌다는 사실이 너무 감사하고 꿈만 같습니다. 나의 류머티즘도 내 몸 안의 의사에게 항복하고 떠날 날이 그리 멀지 않았다고 생각합니다. 그날까지 항상 율본과 함께할 것입니다.

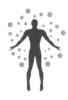

피부병이 나으니
새로운 인생이 시작되었습니다

저는 인생의 3분의 1이 넘는 17년이라는 긴 시간 동안 지독한 피부병을 앓았습니다. 온갖 치료를 다했지만 결론은 진통제로 견디는 것이었습니다. 1년 전에 직장 선배로부터 율본운동을 소개받았지만, 병은 의사만이 고칠 수 있다고 생각했던 나는 오히려 선배가 이상한 곳에 빠진 것 같아 걱정을 했을 정도입니다. 그 후에도 '유능한 의사를 만나면 언젠가는 나을 수 있다'는 믿음으로 치료를 계속했지만 돌아오는 것은 늘 '별 방법이 없다'는 말이었습니다. 궁하면 통한다고 어쩔 수 없이 율본운동 수련원을 찾게 되었습니다.

나의 온몸을 뒤덮은 피부병은 딱딱하게 굳어 가뭄의 논바닥처럼 갈라져 있었고 그 사이로 진물이 쉴 없이 흘러내렸습니다. 옷으로 가릴 수 없는 얼굴은 갈라진 채 퉁퉁 부어 있었고 목에서는 진물이 흘러내려 수건으로 목을 감은 채 체험 수련에 참석했습니다.

　원장님께서는 두 손을 모으고 징소리에 집중하면서, 전달되는 기(氣)에 의해 몸이 움직이면 자연스럽게 몸이 시키는 대로 하라고 하셨습니다. 잡념 때문인지 아무런 반응이 없었던 두 손바닥이 마지막 수련 시간에 양쪽으로 분리가 되더니 오른손이 먼저 아래로 내려오는 동작으로 4시간 수련을 무사히 마쳤습니다. 그때까지만 해도 제 몸이 징소리에 별다른 반응이 없었다고 생각했습니다. 그런데 그날 밤 침대에 누워 있는데, 갑자기 복부의 모든 장기가 마치 빨래를 주무르는 듯 파동을 일으키며 움직이기 시작했습니다. 징소리에 몸이 저절로 움직인다는 직장 선배의 황당한 말이 다시 떠올랐습니다.

　머리, 팔, 다리가 내 의지와는 상관없이 요동쳤고 부실한 저의 허리가 활처럼 휘어지는 운동을 새벽 6시까지 했습니다. 한숨도 못 자고 출근했지만, 신기하게도 피곤하거나 졸리지 않았습니다. 그 다음날 아침부터 검붉은 피오줌이 나오기 시작하더니 3일 뒤인 두 번째 수련 날에는 부은 얼굴과 피부가 확연이 좋아졌습니다. 사흘 만에 기적처럼 좋아진 저의 피부를 보고 모두들 놀랍다는 표정이었습니다.

그동안 병원에서는 저의 피부병이 알레르기와는 상관이 없다고 했습니다. 다만 제가 일하는 사업장에서 사용하는 절삭유를 장기적으로 접한 사람들에게서 저와 같은 증상이 나타나는 경우가 있다는 것입니다. 하지만 절삭유의 유해 성분에 대해서는 증명할 길이 없으며 치료 방법 또한 없다고 했습니다. 저는 15년 전에 약 8년 정도 가공 절삭유를 사용하는 일을 했습니다. 당시엔 유해 성분이나 보호 장비에 대한 인식이 없었기에, 많은 세월이 흐른 지금에 와서 그 작업이 제 피부병의 원인임을 밝힐 방법은 없었습니다.

병원에서 처방해준 약은 피부 감염과 통증, 가려움증을 줄여주는 것이었습니다. 그런데 약을 먹고 나면 정신이 멍해지고 몸의 감각이 무뎌지는 부작용이 나타났습니다. 최대한 버티다 최악의 상황이 되면 약을 먹었지만 내성이 생긴 탓인지 더 많은 약을 먹어야 했고, 결국 신장에 염증이 있다는 진단까지 받게 되었습니다.

더 이상 기댈 곳이 없다는 절박함이 수련을 더욱 열심히 하게 만들었습니다. 수련 5일째부터는 매우 다양하고 구체적인 운동이 나와서, 제 스스로도 저의 인체 어느 부위를 치유하기 위한 운동인지 어렴풋이나마 알 수 있었습니다. 원장님께서는 현명한 내 몸 안의 의사와 함께하면서 건강한 삶을 찾게 되면 그 보답은 사랑하는 가족들에게 하라고 했습니다. 정말 나을 수만 있다면 내 가족에게 최선을 다하는 아빠와 남편이 되겠다고 다짐했습니다.

저의 첫 번째 셀프운동은 허리를 여러 방향으로 돌려 그동안 제 몸 안의 독소를 제거하느라 망가진 신장을 회복시키는 운동이었습니다. 수련 둘째 날부터 시작된 검붉은 소변은 일주일 동안 지속적으로 배출되었습니다. 원장님의 말씀에 의하면 독한 약제의 과다 복용으로 망가진 저의 신장이 회복되어 가는 과정이라고 했습니다. 회복된 신장이 제 몸 안의 독소를 제거하는 기능을 충실히 수행한 덕분에 피부는 놀라울 정도로 빠르게 회복되었습니다. 고통의 17년을 보내고서야 저의 피부병을 낫게 하는 것은 독한 약제가 아니라 저의 신장이 제 기능을 하는 것임을 알게 된 것입니다.

빨리 치유하고 싶은 욕심에, 징소리의 파동을 조금이라도 더 몸에 전하고 싶다는 생각으로 음반을 틀어놓고 스피커를 옆구리에 부착하고 잠을 잤습니다. 기름을 사용하거나 불로 직접 구운 음식은 피하고 담백한 육류와 채식을 한 결과, 수련 11개월이 되자 저의 피부는 거의 완치가 되었습니다. 그런데 병을 근원적으로 고치는 것은 결코 쉬운 일이 아니었습니다. 꽃샘추위가 한겨울 추위보다 더 매섭듯이, 거의 완치가 된 듯했던 제 피부병의 뿌리가 제 모습을 드러낸 것입니다.

수련을 시작할 때 원장님께서는 모든 병이 치유되기 위해서는 두세 번의 호전 반응을 겪게 되며, 이 과정을 거쳐야만 병의 뿌리가 사라진다고 하였습니다. 그 말씀을 충분히 이해했지만 포기하고 싶을 만큼 제 피부병의 뿌리는 참으로 깊게 박혀 있었습니다. 시도 때도 없이 흘러내리는 피고름 때문에 낮이든 밤이든 수건을 목에 감고 생활해야 했고, 악취 때문에 아내와 따로 잠을 자야 했지만 열심히 수련에 임했습니다. 이렇게 1주일 정도 심한 고통을 겪고 나면 피부는 현저히 좋아졌습니다.

근본적인 치유를 위한 호전반응은 몇 개월 잠잠했다가 또 시작하기를 반복했습니다. 약 1년 동안 3회 정도의 호전반응을 거치고, 수련한 지 2년이 될 즈음에 저의 피부는 거의 정상 상태를 회복하였습니다. 회사에서 종합검진을 받았는데 혈압, 신장, 당뇨, 간, 비염, 허리 관절, 이명 현상이 거의 완치되는 놀라운 결과를 얻었습니다. 수련으로 굽어진 허리가 펴진 덕분인지 키도 2cm나 커졌습니다. 수련을 시작한 후에는 어떤 양약이나 한약도 먹지 않았고 독감예방주사도 맞지 않았지만 저의 피부나 건강 상태는 양호합니다. 건강이 좋아지니 가정도 일도 충실할 수 있다는 것이 정말 행복합니다.

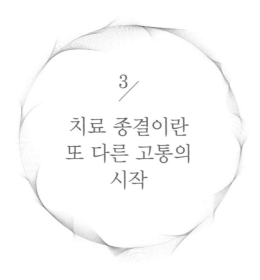

3/
치료 종결이란 또 다른 고통의 시작

항암 치료 이후의 관리 문제

생명을 위협하는 암과 같은 중대 질병은 반드시 병변을 제거하는 의학적 수술과 항암치료가 우선이 되어야 한다. 또한 치료에 소요되는 비용을 의료 재정에서 부담하는 것이 마땅하다. 문제는 의학적 치료만큼 중요한 치료 종결 후의 건강관리 책임이 오로지 환자에게 있다는 것이다. 물론 건강관리의 1차적인 책임은 당사자에게 있다. 하지만 개인의 힘으로 건강관리의 책임을 다 하기에는 분명 한계가 있으며, 잘못된 관리에 의해 생명을 위협받는 불행한 사태가 다시 발생할 여지도 있다.

지금도 수많은 암환자들은 의학적 치료 종결 후 많은 물질적 부담을 감수하며 나름대로 건강관리를 하고 있으나, 그 불안감과 절박함은 또 다른 고통이 아닐 수 없다. 현실적으로 판단해 보면, 의학적 치료 종결 후 항암제에서 비롯된 2차적인 문제와 정신적 문제에 대한 치료와 관리를 환자 개인에게 전가하는 것은 국민의 건강을 책임져야 할 국가가 병이 재발할 수 있는 위험을 방치하는 것과 다르지 않다.

　따라서 치료 종결 후 환자들이 겪어야 하는 정신적 불안감을 해소하고 재발이라는 불행한 사태를 방지하기 위해서는 제도권 의료와 상충된다 할지라도 다양한 치유 요법들을 과감히 수용할 필요가 있다. 모든 국민이 질병의 발생부터 완치까지 믿고 의지할 수 있는 실효성 있는 '책임의료'가 시행되어야 하는 것이다. 지금부터 두 가지 사례를 통해, 의학적 치료 종결 후 암환자들이 겪는 심리적 고통과 제도의 문제점을 지적하고자 한다.

암 치료 후에도
고통은 끝나지 않았습니다

2016년 서른여덟의 나이에 유방암 3기 진단을 받았습니다. 수술 후 항암치료를 끝내고 5개월 만에 다시 암이 재발되어 또다시 수술, 집중 방사선 치료 28번과 항암치료를 했습니다. 짧은 시간에 두 번의 수술과 방사선, 항암치료로 양쪽 폐가 절반은 염증으로 뒤덮이고 간에도 이상이 생겨 오랜 시간 동안 치료를 받아야 했습니다. 하지만 이것이 끝이 아니었습니다.

수술 부위에 물이 차기 시작했고 물이 차면 가슴이 점점 부풀어 오르면서 딱딱해졌습니다. 그럴 때면 가슴 부위가 찢어질듯이 아팠고 팔과 다리의 저림 현상도 심했습니다. 지인들에게 B컵이 C컵이 되었다고 우스갯소리를 했지만, 말로는 다 표현할 수 없는 고통이었습니다.

더욱 나를 힘들게 한 것은 물이 차면 물을 빼는 것 외에 방법이 없으니 '평생 물을 빼며 살 수도 있다'는 의사의 말이었습니다. 아무렇지도 않게 그렇게 잔인한 말 한 마디를 남기고 돌아서는 의사를 보면서 어떻게 해서라도 내가 해결 방법을 찾아야겠다고 다짐했습니다. 그러나 이런 저런 방법들을 시도해 보았지만 물 빼는 횟수가 조금 줄어들었을 뿐 큰 효과는 없었습니다. 그러던 중 2018년 지인의 소개로 율본운동을 접하게 되었습니다.

수련 첫 날, 내가 예상했던 것보다 징소리는 훨씬 컸습니다. 갑자기 가슴이 두근거리고 합장한 손바닥에서 약한 열기가 느껴지더니 손바닥이 조금씩 벌어지기 시작했습니다. 그리고 서서히 팔과 다리가 저리기 시작하더니 가슴이 답답해지고 온몸을 음습하는 고통과 두려움이 밀려왔습니다. 3시간의 수련 동안 징소리가 울리면 통증이 시작되고 징소리가 멈추면 통증이 사라지는 신기한 체험을 했습니다.

3일 후 두 번째 수련 날, 팔이 묵직해지면서 가슴의 수술 부위에 전기가 통하는 것처럼 찌릿하면서 다시 통증이 시작되었습니다. 동시에 왼쪽 팔이 옆으로 쭉 펴진 상태에서 몸이 앞으로 수그러지더니 머리가 바닥에 닿았습니다. 아무리 머리를 들고 일어나려 해도 일어날 수가 없었는데, 갑자기 누군가가 나를 잡아당기듯이 자연스럽게 내 몸이 바로 세워졌습니다. 내 몸이 스스로 치유운동을 한다는 율본운동의 원리를 어렴풋이나마 알 수 있었습니다.

'오늘도 많이 아플까? 또 어떤 운동이 나올까?' 하는 걱정 반, 기대 반으로 세 번째 수련을 시작했습니다. 왼쪽 가슴에 찬 물이 꼬르륵 소리를 내며 움직이고, 수술과 항암 치료 과정들이 다시 재현되는 것 같은 잔인한 고통이 시작되었습니다. 그 고통을 글로는 표현하기가 힘듭니다. 누군가 어깨 위에 올라가 마구 밟아대듯이, 팔은 저리다 못해 빠질 것 같았습니다. 가슴의 수술 부위는 점점 딱딱하게 굳어졌고, 가슴에서 알 수 없는 기운이 팽창되어 숨도 쉴 수 없었습니다. 온몸이 땀으로 범벅이 되었지만 그나마 징 소리가 멈추면 고통이 사라졌기에 수련을 계속할 수 있었습니다.

원장님께서는 가슴을 치고 올라오는 답답한 기운을 해결해야 병의 근원을 뿌리 뽑을 수 있다고 하셨습니다. 모두들 편하게 수련하는데 나만 울고 불며 유달리 고통스러워하는 것이 속상했지만, 그만큼 내 몸이 부실하다는 뜻으로 받아들였습니다. 이 고통을 꼭 견뎌내서 건강한 몸을 만들 겠다고 수없이 다짐했습니다. 수련 1개월째가 되니, 왼쪽 팔과 다리가 약간 저릴 뿐 큰 고통은 없었고 가슴도 약간의 열이 오르면서 미미한 통증만 있었습니다. 이 정도의 통증이면 웃으며 수련할 수 있을 것 같았습니다.

수련 47일째 되는 날은 월 1회의 정기검진 날이었습니다. 두 번째 수술 후, 1년이 넘도록 매달 가슴의 물을 빼왔습니다. 여느 때와 다르게 긴장되고 가슴이 두근거렸습니다. 초음파를 확인한 의사가 의아해하면서 물이 별로 보이지 않는다고 했습니다. 물을 빼지 않아도 될 것 같으니 일단 다음 달에 한 번 더 확인하자는 것입니다. 50여 일 꾸준히 수련한 덕분에 물이 70%로 줄어드는 기적을 내 몸이 만들어낸 것입니다. 다시 한 달 뒤 정기검진을 받았습니다. 가슴에 물도 없고 혈액 검사도 이상이 없다고 했습니다. 평생 가져가야 할 짐인 줄 알았는데, 이렇게 빨리 좋아지리라곤 상상도 못했습니다.

그동안 팔을 제대로 올리기도 힘들었고 팔을 돌린다는 것은 상상도 못했는데 이제는 팔이 통증 없이 수직으로 올라가고 빙글빙글 잘 돌아갑니다. 다리의 저림도 많이 좋아지고 가슴의 통증도 거의 사라져 편안한 일상에 감사하며 살고 있습니다. 내 몸이 나를 치유할 수 있다는 믿음으로 더 열심히 수련해서 질병으로부터 나를 지키겠다는 다짐을 다시 한 번 해봅니다.

내 몸 안에
의사가 있었습니다

　40대 중반의 젊은 나이에 대장암 3기 진단을 받았습니다. 아주 건강한 상태는 아니었지만 내가 암에 걸릴 거라는 생각은 해보지 못했습니다. 두려움과 불안 속에서 8시간의 수술을 받았습니다. 무통주사도 효과가 없을 만큼 아팠고, 수면제를 먹어도 2시간을 넘기지 못했습니다. 너무나 고통스러웠지만, 아직 어린 두 아이를 위해 꼭 살아야 한다는 일념으로 견뎠습니다.

　다행히 입원 14일 만에 가족들 곁으로 돌아오게 되었지만 밥은커녕 죽조차도 두 숟가락 이상 먹을 수 없었습니다. 그리고 사투에 가까운 12회의 항암치료를 마쳤습니다. 유난히 심했던 항암치료의 부작용을 무사히 극복하자 '아, 이제 살았다!'란 안도가 찾아왔습니다. 하지만 고통은 여기서 끝나지 않았습니다.

의학적 치료가 끝난 암 환자들이 불안한 마음에 미친 듯이 산으로 간다는 말이 실감났습니다. 나 역시 앞으로 어떻게 살아야 할지, 혹시 재발하면 어떻게 해야 할지 불안감이 밀려왔고 그 불안감은 우울증으로 이어졌습니다. 사실 저는 '가위 눌림'이라는 고질병을 가지고 있었습니다. 나 같은 환자들에게는 잠이 보약인데 우울증과 가위 눌림으로 잠을 잘 수 없다 보니 회복은 더뎠고, 수면 부족으로 머리가 깨질 것 같은 두통이 와서 진통제를 달고 살아야 했습니다.

  그러다가 율본운동을 만났습니다. 지금은 율본과의 만남을 하늘이 준 기회라 생각하지만 그때는 선뜻 내키지 않았습니다. 수련 첫 시간, 크게 울리는 징소리에 귀가 떨어져 나갈 것 같았고, 심장은 쿵쾅쿵쾅 방망이질을 하였습니다. 그야말로 공포 그 자체였습니다. 두려움 때문에 도저히 앉아 있을 수 없었지만 그래도 살아보겠다고 버텼습니다. 어느 정도의 시간이 지났을까? 신기하게도 징소리에 가슴이 뻥 뚫리는 것 같더니, 원장님의 징채를 빼앗아 내가 징을 한 번 쳐보고 싶다는 충동이 일었습니다.

  '이게 무슨 감정이지?' 의문이 가시기도 전에, 합장한 두 손바닥 사이로 알 수 없는 기운이 들어왔고 손가락 마디가 툭툭 소리를 내더니 그 간격이 아주 조금씩 벌어지기 시작하였습니다. '어! 내 몸이 왜 이러지?' 어느새 두 팔은 점점 간격을 넓히면서 양쪽으로 벌어졌고, 벌어진 팔이 원을 그리며 돌기 시작했습니다.

이때 갑자기 가슴이 뭉클해지더니 '꺼이꺼이' 서러움에 북받친 울음이 터져 나왔습니다. 한참을 울고 나니 답답했던 속이 후련해졌습니다. 다시 팔 운동을 반복하다 잠시 멈추고는 목이 좌우로 움직이기 시작했습니다. 누군가가 변변치 않은 내 몸에 무리가 가지 않게 아주 세심하게 그리고 조심스럽게 운동을 시켜주는 것만 같았습니다. 내 몸에서 뭐라고 설명할 수 없는 일들이 일어나고 있었습니다. 내 운동을 살펴보신 원장님께서 왼쪽 어깨에 문제가 있고 골반이 틀어졌다 하셨습니다.

나의 왼쪽 어깨 통증은 15년이라는 긴 시간 동안 불편한 동거를 한 친구입니다. 발뒤꿈치로 어깨를 짓누르는 것 같은 고통은 생활이 되었습니다. 물리치료를 포함해 할 수 있는 치료는 다 했지만 효과가 없었습니다. 평생 불구로 살아간다는 생각으로 그냥 체념한 상태였습니다. 그리고 어깨 못지않게 나를 괴롭혔던 골반의 뒤틀림으로 다리는 항상 저렸고, 허리 통증으로 바른 자세로 앉아 있기도 일어나기도 힘들었습니다. 열심히 수련하면 나을 수 있다는 원장님의 희망적인 말씀과 함께 첫날 수련이 끝났습니다.

이틀 후 두 번째 수련, 허리 통증으로 항상 등을 벽에 기대야만 했던 나는 일명 '양반다리'를 한 채 허리를 꼿꼿이 세우고 앉을 수 있었습니다. 나는 이것만으로도 가슴이 벅찼습니다. 신기하게도 공포로 느껴졌던 수련 첫날의 징소리는 자장가처럼 포근하게 들렸습니다. 그날 밤, 내 삶의 절반을 고통 속에 놓이게 했던 '가위 눌림'이 종지부를 찍는 기적적인 일이 일어났습니다. 징소리 음반을 틀어놓고 누웠는데 눈을 뜨니 아침이었습니다. 수면제를 먹지도 않았는데 말입니다.

가위 눌림의 고통은 경험하지 않으면 알 수 없습니다. 공포에 질려 살려 달라고 고함을 질러 보지만 그 소리는 입 밖으로 나오지 않은 채 숨이 막힐 것 같은 공포를 온몸으로 받아들여야 합니다. 의학적으로는 방법이 없다고 하니, 궁여지책으로 칼과 가위를 베개 속에 넣고 자기도 했지만 소용이 없었습니다. 더 안타까운 것은 나의 고통이 작은 딸에게로 이어졌다는 사실입니다. 밤마다 벌벌 떨면서 베개를 들고 달려오는 아이에게 혹시나 해서 징소리 음반을 들려주었습니다. 그날 밤 이후 아이는 아주 편히 잠을 자게 되었습니다.

어느 덧 수련 7개월이 되었습니다. 내 몸 안의 의사는 내가 대장암 환자라는 사실을 잊지 않고 나의 복부를 어루만져주고 따뜻한 기운을 넣어줍니다. 나의 어깨도 날개를 단 듯이 가벼워졌다가 다시 약간의 통증이 있는 반복 치유 과정을 너무나 열심히 수행하고 있습니다.

지금도 나는 징소리를 자장가 삼아 잠들 수 있다는 사실이 꿈만 같습니다. 머지않아 내 몸 안의 의사가 예전에는 상상조차 할 수 없었던 건강한 몸을 만들어줄 것이라 믿고 있습니다. 만약 율본을 만나지 못했다면, 암이 다시 재발할 수 있다는 불안감과 가위 눌림의 공포 속에서 살아가고 있을 것입니다. 의학이 해결해주지 못하는 고통을 안고 사는 사람들이 하루 빨리 내 몸 안의 의사를 만나 나와 같이 자유와 행복을 찾길 바랍니다.

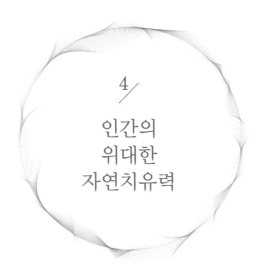

4/
인간의
위대한
자연치유력

병은 의사가 고치는 것이 아니다

인체는 자연을 포함한 외부의 환경과 인체 내부에서 일어나는 변화, 각종 유해 세균의 공격에 맞서 내부 환경을 항상 일정한 상태로 유지하려고 노력한다. 이 힘을 항상성(恒常性), 또는 '자연치유력'이라고 한다.

몸의 이상(異常) 상태를 질병이라 한다면, 외부의 도움 없이 인체 내의 모든 생체 질서와 환경을 항상 정상(正常) 상태로 유지하려는 생명체의 본능적인 능력이 자연치유력이다. 인체 본연의 자연치유 체계를 현존하는 과학적 논리로는 정확하게 규명할 수 없다. 굳이 과학의 잣대로 증명하지 않아도 분명히 우리 몸에 존재하고 있음을 부정할 사람도 없을 것이다. 그렇다면 인위적인 치료에 앞서 자연치유 시스템에 맡겨보는 것이 마땅하지 않을까? 병은 의사만 고칠 수 있다는 고정관념에서 벗어나 나의 몸이 갖고 있는 자연치유력을 활용하고 더욱 진화시켜 나가도록 노력해야 할 것이다.

인류 최후의 백신은 인체의 면역력

면역력 저하로 나타나는 대표적인 질환인 대상포진 환자가 2017년 71만 명으로 집계되었다. 해마다 증가하고 있는 추세로 볼 때 우리 국민의 면역력이 심각하게 저하되고 있다는 의미로 받아들여야 한다. 몇 년 전 중동호흡기 증후군 '메르스 코로나 바이러스'가 온 나라를 공포로 몰아넣었다. 우리가 자랑하던 첨단 의학이 우리를 지켜주지 못했고, 결국 자신이 갖고 있는 면역력에 따라 생(生)과 사(死)가 갈렸다. 의료시설이 할 수 있는 것은 격리뿐이었다. 왜 세계 최고의 제약회사들이 메르스 백신을 만들지 못했는지 궁금하지 않은가?

최근 세균과 바이러스는 인간이 만든 백신에 대항하기 위해 더 강력한 개체로 빠르게 변이(變異)되어, 인간이 상상할 수 없는 고도화된 방법으로 우리를 공격하고 있다. 하지만 이를 막아낼 수 있는 백신 개발에는 많은 시간이 소요된다. 백신을 개발하는 속도보다 바이러스가 변종을 만들어내는 속도가 더 빠르다면, 백신이라는 의학적 차단장치가 더 이상 우리를 지켜주지 못하게 될 것이다. 그렇다면 백신은 무엇이며, 어떤 원리로 만들어지는지 간략하게 설명해 보겠다.

백신의 효과는 면역체계가 정상 가동하기 때문

백신(vaccine)이란 특정 질병을 발생시킬 수 있는 감염성 바이러스를 막기 위해 미생물을 약화시키거나 죽여서 인공적인 항원을 만들어낸 것이다. 약화된 미생물로 만든 백신을 생백신, 죽은 미생물로 만든 백신을 사백신이라고 한다. 백신이라는 인공 물질이 들어오면, 인체는 백신에 자극을 받아 방어체계(백혈구와 림프구)를 구축하고 항원(침입자)을 물리칠 수 있는 기억세포를 생성한다. 이후 진짜 항원(침입자)이 들어오면 기억세포의 지시에 따라 재빠르게 항체(면역물질)를 만들어 항원을 물리치는 면역 기능을 수행한다.

역설적이게도 인위적으로 만든 백신이 우리 몸을 지켜주는 것은 인체 내의 면역체계가 정상적으로 가동하기 때문이다. 인체의 면역체계는 태어날 때부터 가지고 있는 선천적 면역체계와 생후에 형성되는 후천적 면역체계로 나뉜다. 선천적 면역체계는 외부 침입자와 직접 맞부딪치는 피부와 신체 각 기관의 1차 방어체계와 1차 방어선이 뚫렸을 때 막아주는 2차 방어체계로 나뉜다.

2차 방어체계인 백혈구는 외부에 침입한 병원균이나 인체 내부에서 발생한 노폐물을 잡아먹는 역할을 한다고 해서 '식세포'라 불린다. 이들은 침입자가 나타나면 특유의 화학물질을 분비해 지원군을 호출한다. 이 화학물질에 의해 혈관이 팽창하고 혈액의 양이 증가하면서 많은 수의 백혈구가 병원균 주변에 모여 전투를 벌인다. 일반적으로 몸에 상처가 났을 때 그 부위가 부어오르고 고름이 나오는 현상은 백혈구가 병원균을 막아냈다는 징표이다. 적과의 싸움에서 장렬히 전사한 백혈구의 잔해가 고름이다.

후천적 면역체계는 림프계에서 만들어진 림프구에 의한 특이적 면역체계다. 림프구에는 T세포와 B세포가 있는데, B세포는 T세포의 지시에 따라 병원균의 특성에 따라 효과적으로 무력화시킬 수 있는 '항체'를 생성한다. 이 과정에서 일부 세포들이 기억세포로 분화되고 기억세포들은 한 번 들어온 침입자(항원)를 정확히 기억하여 동일한 특성을 가진 병원균이 다시 침입할 경우 기억된 정보에 따라 신속하게 '항체'를 만들어내는 것이다.

미래지향적 예방 진료가 절실히 필요한 때

얼마 전 서울에서 세계 각국의 보건 행정가와 의료 전문가 등이 참여한 '글로벌보건안보구상(GHSA)' 회의가 열렸다. 전문가들은 아프리카 시골에서 발생한 신종 감염병(미생물이 동물이나 식물의 몸 안에 들어가 증식하여 일으키는 병)이 전 세계로 퍼지는데 24시간이 채 안 걸린다고 경고했다. 글로벌 시대에는 국제적 전염병의 예방이나 감염병의 차단이 곧 국가 안보이고 경제 안보라는 데 의견이 모아졌다. 기존에 알려진 169종의 바이러스 외에 사람과 동물에게서 새로운 바이러스 815종을 발견했으며, 이들 바이러스는 언제든 신종 전염병으로 발전할 가능성이 있다고 한다.

싸워서 승리하는 개체만이 살아남는다는 것이 자연계의 법칙이다. 인간이 지구에서 지금의 위치를 가지는 데까지는 변화무쌍한 환경에 적응하는 자연치유력이 있었기 때문이고, 그 힘을 발전시켜온 힘겨운 진화의 과정이 바탕이 되었기 때문이다. 지구에 생명체가 탄생하고 인간이라는 동물이 출현한 시점부터 아주 오랜 시간이 흘렀다. 그 긴 시간과 비교하면, 현대의학이라는 인위적인 치료 덕분에 인간에게 추가로 허용된 시간은 찰나에 불과하다.

섣부른 예단일 수도 있으나 현대의학의 매력에 빠져 생명체의 자연치유력을 무시하는 세태는 지구상에서 인간이 사라지는 그 날을 앞당기는 결과를 가져올 수도 있다. 현대의학을 완전히 배제하고는 복잡 다양한 현대사회를 건강하게 살아갈 수 없다. 다만, 현대의학의 한계와 문제점을 분명히 하자는 것이다.

예방 의료의 역할을 충분히 해낼 자연치유 요법

복지국가를 표방하며 국민들의 의료비를 경감해 주는 정책들이 지속적으로 나오고 있지만 오히려 만성질환들은 나날이 증가하고 있다. 조기진단 시스템과 보편화된 건강검진 정책으로 암을 조기에 발견하고 치료할 수 있는 길이 열려 있음에도 암 사망자 역시 증가하고 있다. 상식적으로는 이해할 수 없는 의료 현실은 현재의 의료 시스템에 문제가 있다는 뜻으로 받아들여야 한다.

그 혜택만큼 긍정적인 결과가 나타나야 현실성 있는 정책이라 할 수 있다. 국민의 건강을 위해서는 의료비를 지원하는 정책도 반드시 필요하지만, 우리는 지금까지 살아오면서 병원의 문턱을 낮추는 것이 건강한 삶을 제공하는 최선의 방법이 아님을 경험해 왔다. 선천적인 요인을 제외하고, 건강하지 못한 몸은 건강관리를 제대로 하지 못한 당사자의 책임이 가장 크다. 그 책임을 국가가 전적으로 질 수도 없고 져서도 안 된다. 무분별한 의료비 지원으로 국민의 부담이 증가된다면 성실히 건강관리를 하는 국민들의 입장에서는 분명히 공평하지 못한 정책이다.

예방 의료는 가장 적은 비용으로 최대의 치료 효과를 얻을 수 있는 방법으로 반드시 지향해야 할 의료 시스템이다. 예방 의료를 위해서는 자연치유요법을 제도권 의료로 수용하는 것이 가장 바람직하나 이는 우물에서 숭늉 찾는 격이라 일단 제쳐 두기로 하자. 그나마 제도권 의료 중 예방 의료를 할 수 있는 의학은 한의학이다. 대중요법을 바탕으로 하고 있는 현대의학은 그 원리상 예방 의료를 할 수가 없다. 반면 한의학은 적은 비용으로 질병을 예방할 수 있는 '치미병'이라는 개념을 가지고 있다. 그 본질에 맞춰 의료 행위를 한다면 충분히 예방 의료의 몫을 담당할 수 있다.

'치미병(治未病)'을 글자 그대로 풀이하면 '미병(未病)을 치료한다'는 것이다. 아직은 질병이 아니지만 질병으로 발전할 가능성이 있는 것들을 미리 치료하고 다른 장부로 옮겨가지 않도록 대책을 세운다는 의미를 담고 있다. 동의보감에서도 상의(上醫)는 미병(未病)을 치료하고 하의(下醫)는 환자를 치료한다고 한다. 검사상 이상이 없거나 질병이 규명되지 않은 상태에서는 치료를 하지 않는 현대의학과 예방의학을 강조하는 한의학의 가장 큰 차이라 할 수 있다.

기운을 운용할 줄 알았던 우리의 전통 의술

우리나라의 한의학은 이제마 선생의 사상(四象) 의학을 기반으로 하고 있다. 사람의 체질을 태양인, 태음인, 소음인, 소양인의 네 가지 형태로 분류하여 이에 합당한 천연의 약제와 침을 사용하여 병을 치료하는 독창적인 우리의 전통 의술이다. 전통 의학인 한의학이 작은 쇠붙이에 불과한 침을 사용하여 질병을 치유할 수 있는 것은 대자연의 기운을 인체와 연결시켜 운용할 수 있는 우리 민족만의 영적 기감(氣感)이 밑바탕에 깔려 있기 때문이다.

2009년 허준(1546~1615)의 동의보감이 세계기록유산으로 등재되고, 2015년 국보로 지정되는 쾌거를 이루었지만 그의 위대한 의술과 애민 정신의 진정한 가치를 인식하는 사람은 드물 것이다. 개인적인 소견이긴 하나, 현대의학과는 비교할 수 없는 초과학적인 이론과 독창성을 가진 우리의 한의학이 현대의학의 치료 방식과 가까워지는 것은 정말 안타까운 일이다. 지금이라도 예방 의학으로서의 가치를 충분히 발휘할 수 있는 한의학이 국민의 건강을 책임지는 의료로 자리 잡기를 간절히 바랄 뿐이다.

국민의 생명과 직결되는 의료 정책은 그 어떤 정책보다 중요하다. 국가는 의료 집단의 유, 불리를 고려해 정책의 향방을 결정해서는 안 된다. 우리의 전통의학인 한의학이 독창성을 살려 현대의학의 단점을 보완할 수 있도록 정책적 지원을 아끼지 말아야 한다. 그리고 인간이라는 한 생명체의 생존 원리에 부합하는 육체적 치료와 복잡 다양한 사회적 변화에 대응할 수 있는 정신적, 심리적, 영적 치료가 병행될 수 있는 자연치유 요법을 발굴, 육성해 모든 국민이 혜택을 누리도록 해야 할 것이다.

국가는 객관적인 검증 시스템을 구축해야

현대의학을 신봉하는 사람들은 자연치유 요법이 검증되지 않은 비과학적인 방법이라 폄하한다. 그렇다면 그렇게 과학적인 현대의학이 왜 근본 치료를 못하고 수많은 국민들이 약제에 의존하는 참담한 의료 현실을 만들어냈을까? 그리고 비과학적이라 폄훼하는 자연치유 요법에 제대로 평가받을 기회를 주었는지 묻고 싶다. 자연치유 요법들도 현대의학과 동일하게 임상이라는 객관적인 절차를 거치도록 해주기를 바란다.

내 가족이 의학적으로 해결점을 찾지 못하는 질병의 고통에 놓여 있거나 암 치료 종결 후의 관리 과정에 있다는 동병상련의 심정으로 생각해 보자. 나름 할 수 있는 최선의 선택을 했지만, 결국 시간과 비용만 낭비하고 고통을 겪는 사람들의 비상식적인 행동을 단지 어리석다고 비난할 수 있을까? 나는 긴 시간 동안 그들의 아픔과 절박함을 너무나 많이 보아왔기에, 내가 만약 그들과 같은 처지에 놓인다면 나 역시 다르지 않을 것이란 공감대와 측은지심을 갖고 있다. 정책의 부재 속에서 검증되지 않은 자연치유 요법들이 대체의학이라는 이름으로 우후죽순처럼 생겨나고, 그 피해는 고스란히 환자의 몫이 되고 있다.

나는 제도권 의료 밖에서 일어나는 참담한 현실에 대한 책임은 제도권 의료의 한계와 고통 받는 사람들의 절박한 현실을 직시하지 못하는 의료 정책에 있다고 본다. 앞으로도 제도권 의료를 벗어난 모든 치료 행위에 대해 검증할 수 있는 시스템이 구축되지 않는다면 이들의 고통은 계속될 것이다.

국민의 생명을 지키는 것은 국가의 기본 의무다. 많은 사람들이 질병의 고통을 해결한 방법이 있다면, 반드시 합당한 원리가 존재함을 인정하고 객관적인 검증의 기회를 주어야 한다. 기회조차 주지 않은 채 비과학적이라는 꼬리표를 달아서는 안 될 것이다. 국민의 건강과 직결된 자연치유 요법에 대해서 하루 빨리 옥석을 가리는 시스템을 구축해야 한다. 객관적 검증 시스템이 활성화되면 보편타당한 치유 요법들은 더욱 가치를 발휘할 수 있

고, 잘못된 치유 요법에 의해 발생하는 피해를 사전에 막을 수 있
다. 단, 검증 시스템은 과학지상주의에 편향된 시각이 아니라 반
드시 임상을 통한 객관적 사실을 근거로 해야 한다.

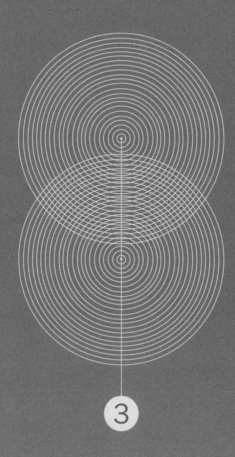

3

최고의 노후 대책은
건강

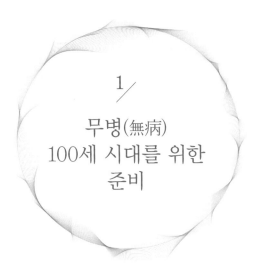

1/

무병(無病)
100세 시대를 위한
준비

오래 산다는 것은 축복일까?

　'무병장수'란 것이 현실에서 가당키나 한 일일까? '유병장수'를 위해 준비를 하라는 보험회사 광고가 오히려 현실적이다. 행정안전부에서 제공하는 인구 현황에 따르면 고령 인구가 수직 상승하고 있다. 특히 100세 이상 인구는 2008년 2,179명에서 2017년 17,468명으로 무려 8배 증가했다. 불가피하게 수명 연장에 따른 치매 환자도 급증하고 있다고 한다. 이런 통계 자료를 보면 우리는 지금 무병장수가 아니라 유병(有病)을 감수하는 초고령화 사회로 가고 있음이 확실해진다.

65세 이상 노인 10명 중 1명이 치매 환자라고 한다. 그 숫자는 앞으로 우리가 감당할 수 없을 정도로 늘어날 것이다. 오래 살고 싶다는 인간의 기본 욕구를 충족시켜주는 것은 당연한 일이나, 치매 중풍과 같은 노인성 질환의 증가를 억제하지 못하는 유병의 고령화 사회는 질병의 당사자와 그 가족들의 고통은 물론, 천문학적인 사회적 비용을 수반하게 된다.

우리 사회는 세금을 내는 사람보다 그 세금을 사용하는 사람이 훨씬 더 많은 저출산 고령화 사회로 빠른 속도로 이동하고 있다. '강물도 쓰면 준다'는 말이 있다. 고령화 사회에서 필연적으로 대두될 문제들에 대한 실질적 대책을 강구하지 않은 채 의료비 지원이라는 선심성 정책들을 남발한다면, 의료 재정의 고갈이라는 불행을 앞당기는 결과가 될 것이다.

젊은 날 성실히 건강보험료를 납부하고도, 정작 내 노후에는 의료 혜택을 제대로 받을 수 없는 어처구니없는 상황을 순순히 받아들일 국민은 없을 것이다. 항간에는 '재수 없으면 백 살까지 산다'는 우스갯소리가 있다. 지금 우리가 처한 현실에 비추어 보면 결코 웃어넘길 얘기가 아니다. 지금도 수많은 노인들이 요양병원에서 참담한 노후를 보내고 있는데, 고령화 사회가 더 진전된다면 어떤 무서운 일이 벌어질지 상상도 하기 어렵다. 하루라도 빨리 본질에 다가간 실효성 있는 예방 대책을 마련해야 한다.

노후를 가장 피폐하게 만드는 치매

노력 없이 그저 얻어지는 것은 없다. 무병 백세 시대가 희망이 아닌 현실이 되기 위해서는 국가의 노력도 있어야겠지만, 개인들도 자신의 몸을 지킬 수 있는 방법들을 모색하고 실천에 옮겨야 한다. 오래 사는 것이 나의 가족과 이 사회에 짐이 되지 않도록 하는 것이 최상의 노후 대책이다.

생을 마감하는 마지막 순간까지 나의 존엄을 지키기 위해서는 반드시 건강이 전제되어야 한다. 건강하지 못한 노후는 부모로서의 의무를 다했던 젊은 날의 공로를 온데간데없게 하고, 자식들에게 엄청난 짐을 지운다. 얼마 전 치매 어르신들이 머물고 있는 요양병원을 방문한 적이 있었다. 노인들의 처참한 모습을 보면서 충격과 함께 인간의 보편적 가치가 지켜지지 않는 유병의 고령화는 축복이 아니라 재앙이라는 생각을 했다. 요양병원을 한 번이라도 가 본 사람이라면 나의 말에 공감할 것이다.

치매는 우리의 노후를 비참하게 만드는 대표적인 질병으로 이 사회가 해결하여야 할 현안들 중 가장 시급한 문제라 생각한다.

국가도 이를 해결하고자 요양시설 확충, 요양보호사 양성 등에 많은 재정을 투입하며 노력하고 있으나, 지금 시행되고 있는 여러 정책들이 과연 치매를 줄여주는 근본 정책인지 의심스럽다. 혹시 치매가 발생되더라도 국가가 책임질 것이니 안심하라는 위로 차원의 정책이 아닐까? 문재인 정부는 치매를 국가 차원에서 해결하겠다는 의지로 치매 국가책임제를 실시하고 있는데 그 내용은 다음과 같다.

- 맞춤형 사례 관리
- 장기요양 확대 검토
- 치매 환자 의료지원 강화
- 요양비 의료비 부담 대폭 완화
- 치매 예방 및 치매 친화적 환경 조성

의료비 지원, 치매 증상을 늦추는 약물 치료와 보호시설의 확충이 주된 정책이다. 치매는 이미 개인의 문제를 넘어섰으며, 머지않아 우리 사회를 불안하게 만들 중대한 사회적 문제이므로 위의 정책들은 당연하다 하겠다. 다만, 치매를 예방하고 치료할 수 있는 근본적인 해결책을 제시하지 않은 채, 단순히 노인이 되면 누구에게나 찾아오는 질병으로 규정하여 치매 친화적 환경 조성과 의료비 지원이라는 근시안적 정책에 집중한다면 치매 문제는 영원히 그 해결점을 찾지 못하게 된다.

치매 부모를 간호하던 자식이 더 이상 부모를 책임질 수 없어 함께 목숨을 끊는 사연이 매스컴을 통해 전해지고 있다. 천륜의 범죄를 저지른 자식을 옹호할 수는 없지만 '오죽하면 그런 선택을 했을까?'라는 생각이 든다. 치매 부모를 모셔 본 사람이면 비정한 자식의 마음을 어느 정도는 이해할 수 있을 것이다. 나를 망가뜨리고 사랑하는 나의 자식을 불효자, 범죄자로 만드는 치매를 예방할 길은 없는 걸까? 모든 질병이 그렇듯, 작은 질병이 해결되지 않은 채 장기간 이어지다 보면 큰 병으로 진행된다. 치매 역시 예외가 아니다.

치매는 단일 질환이 아니다

치매라는 참담한 열매는 이미 젊은 날 우리 몸 안에 씨앗이 뿌려졌고, 무지(無知)라는 양분을 먹으며 점점 자라서 맺지 말아야할 열매를 맺은 것이다. 그렇다면 그 씨앗은 무엇일까? 이 씨앗이 뿌리를 내릴 수 없도록 하는 것이 치매를 차단시키는 근본적인 대책일 것이다. 지금부터 오랜 시간 테라피스트의 길을 걸어왔던 나의 경험을 바탕으로 치매의 원인과 예방을 위한 실질적방법을 나름대로 제시하고자 한다.

치매는 그 자체가 하나의 질환을 의미하는 것이 아니다. 여러 가지 원인에 의한 뇌 손상으로 기억력을 위시한 여러 인지 기능에 장애가 생겨 일상생활을 유지할 수 없는 상태를 포괄하는 의미로 받아들여야 한다. 물론 나의 개인적인 주장이고 의학적 관점과 다를 수 있으나, 나는 두통이나 불면증 같은 뇌 질환이 그 씨앗에 해당된다고 본다.

치매의 씨앗, 두통과 불면증

일반적으로 두통과 불면증은 누구나 간헐적으로 겪는 증상이고, 그때마다 약제로 증상을 사라지게 할 수 있는 아주 단순한 질병으로 치부된다. 그런데 그 증상이 오랜 시간 지속되고 약제로도 해결되지 않을 정도로 심각하다면, 노후에 치매와 같은 중대한 뇌 질환을 발생시키는 주요 원인이 될 수 있다. 물론 인체 외부의 환경적 요인과 심적 요인도 치매의 원인이 될 수 있으므로, 어느 것이 주요 요인인지 정확하게 판단하고 적절한 대책을 마련해야 한다.

통계를 살펴보면 불면증 환자가 65만 명, 두통 환자가 90만 명에 달하고 지금도 그 숫자는 꾸준히 증가하고 있다. 제도권 의학이 약제로 그 증상을 완화시킬 수는 있으나 근본적으로 해결하지는 못한다는 사실을 알 수 있다. 다양한 형태로 나타나는 크고 작은 뇌질환들은 뇌에 부정적인 영향을 미칠 수밖에 없으며, 이를 예방하고 치료하는 것이 치매의 발생을 차단하는 가장 실효성 있는 정책 중 하나가 될 수 있다. 그렇다면 비록 생명을 위협하는 중대 질병은 아니지만 우리의 노후를 비참하게 만들 수 있는 두통과 불면증은 정말 고칠 방법이 없는 걸까?

치매의 원인이자 해결책, 수승화강의 순환 시스템

두통과 불면증은 인체 내의 '수승화강(水昇火降)'이라는 순환 시스템을 정상적으로 운행되도록 해주면 대부분 해결되는 질병이다. 그러면 수승화강 시스템에 대해 간략히 설명해 보겠다. 한의학에서 수(水)를 대표하는 장기는 신장이고, 화(火)를 대표하는 장기는 심장이다. 심장의 불 기운은 임맥(몸의 앞쪽 중앙으로 흐르는 경락)을 타고 아래로 내려가고, 신장의 물 기운은 독맥(몸의 뒤쪽 중앙으로 흐르는 경락)을 타고 위로 올라간다. 이렇게 인체를 오르내리는 순환 과정을 수승화강이라 한다.

수승화강 시스템이 정상적으로 운행되면 우리 몸은 두한족열(頭寒足熱) 상태가 된다. 머리를 포함한 상체는 아래에서 올라오는 수(水) 기운에 의해 서늘해지고, 복부를 포함한 하체는 위에서 내려오는 화(火) 기운으로 따뜻하게 된다는 것이다. 그리고 이것이 가장 기본적인 건강의 조건이다.

그런데 복부에 탁기가 쌓이면 이 시스템이 제대로 가동되지 않는다. 인체의 중간에 위치한 복부는 상반신과 하반신이 조화되도록 하는 중요한 부위다. 또한 주요 장기가 위치해 있으며 면역력의 70%가 생성되는 곳이기도 하다. 어떤 요인에 의해 이곳에 탁기가 쌓이면 심장의 따뜻한(火) 기운이 아래로 내려가지 못하고, 신장의 서늘한(水) 기운이 위로 올라가지 못하게 하는 장벽 역할을 한다.

수승화강이 되지 않으면 인체는 질병이 발생할 수 있는 불균형 상태가 된다. 따뜻해야 할 복부가 차가워지면 장이 굳어져서 소화불량, 과민성대장염 등의 질환이 생기고 냉기가 하체로 내려와 생리통, 수족냉증 등의 증상이 나타난다. 또한 서늘해야 할 머리가 뜨거운 열기로 가득 차면 극심한 두통, 불면증, 비염 등의 증상과 침이 마르고 얼굴이 화끈거리는 것은 물론 화병, 공황장애 등의 질병이 생길 수 있다.

결론적으로 복부에 탁기가 쌓이지 않도록 해야 수승화강의 순환 시스템이 방해받지 않는다. 이를 위해서 뜸으로 복부의 냉기를 녹이는 한의학적 방법과 운동을 비롯한 다양한 자연치유 요법들을 활용할 수 있다. 다시 강조하지만, 모든 생명체의 기본 순환 과정인 수승화강이 이루어지지 않으면 어떤 치료도 효과를 거둘 수 없다. 따라서 율본운동도 이를 치유의 기본 원칙으로 삼고 있다. 뒤쪽에 나올 율본운동 단계별 수련 과정에 구체적인 설명이 되어 있다.

소식하는 습관과 제철음식 활용

우리나라는 자연의 다양한 식재료를 계절에 맞추어 활용하는 훌륭한 음식 문화를 가지고 있다. 하지만 요즘은 한국인만의 과학적인 식단의 장점을 살리지 못한 채 과도한 음식물의 섭취가 비만으로 이어지고 있다. 또한 그 비만을 해결하기 위해 다이어트에 혈안이 되어 있다. 한껏 먹어 살을 찌우고 그 살을 빼기 위해 안달복달하는 비정상적인 현실을 볼 때, 우리 국민 대다수는 영양소가 부족해 질병이 발생하는 것이 아니라 오히려 영양분의 과잉 섭취가 질병을 만들어낸다고 보는 것이 타당하다. 지금도 매스컴은 약이 된다는 식품과 음식들을 경쟁적으로 소개하고 있지만, 이에 현혹되지 말고 적당한 소식(小食)으로 복부에 노폐물이 쌓이지 않게 하는 것이 건강의 첫째 조건임을 명심해야 한다.

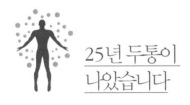

25년 두통이
나았습니다

　서른다섯 즈음에 시작된 저의 신경성 두통은 25여 년이 넘는 시간 동안 저를 힘들게 하였습니다. 머리가 아프면 진통제를 먹거나 휴식을 취하면 되지 않느냐고 하겠지만, 저의 두통은 그 정도가 아니었습니다. 머리를 움직이지 못해 꼼짝없이 누워 있어야만 했고, 심한 날은 머리 전체를 가득 채운 것 같은 압통으로 베개를 벨 수도 없었습니다. 수십 년 동안 심한 두통이 계속되었지만 의학적으로는 아무런 이상이 없다고 하니 답답할 뿐이었습니다.

　단순한 두통이 아니라 의학적으로 찾아내지 못하는 원인 모를 큰 병이 아닐까? 막연한 두려움이 시시때때로 밀려왔습니다. 그때마다 죽을 때 죽더라도 병의 원인이나 속 시원히 알았으면 좋겠다는 심경으로 검사를 받았지만 특별한 이상이 없다는 말만 들어야 했습니다. 한편으로는 죽을

병이 아니니 다행이란 생각이 들면서도, 두통을 고칠 수 없다면 남은 인생을 어떻게 보내야 할지 막막하기만 하였습니다. 그러다 율본운동을 소개받게 되었습니다.

수련 첫 날, 두통을 고치기 위해서는 먼저 막혀 있는 어깨를 풀어줘야 한다는 원장님의 말씀을 들었습니다. 머리로 통하는 어깨의 혈(穴)이 막히면 기(氣)가 머리에 공급되지 하므로 머리의 기능과 활동에 문제가 생기는 거란 얘기였습니다. 항상 묵직했던 저의 어깨가 두통의 근본 원인일 수도 있겠다는 생각이 들었습니다. 정말 첫 날부터 어깨를 풀어내는 팔과 목 운동이 저절로 나왔고, 항상 무거웠던 머리가 가벼워지는 신비한 체험을 했습니다. 그동안 베개 위에 머리만 올려놓아도 통증이 있어서 편히 잠들지 못했는데, 그날 밤은 진통제를 먹지 않고도 아침까지 숙면을 취했습니다.

그저 내 몸이 하는 대로 어깨 운동과 목 운동을 하였을 뿐인데, 25년간의 두통이 나을 수 있다는 희망을 찾게 되었습니다. 주중에는 직장에 다니는 딸을 대신해 손자들을 봐야 했기에 수련에 참석하지 못했지만, 일요일은 하루도 빠지지 않고 열심히 수련을 했습니다.

어느새 3년의 시간이 흘렀습니다. 그동안의 수련 과정 중에 두통은 가끔씩 나타났다 사라지기를 반복했지만 그 강도는 예전보다 확연히 약해졌습니다. '아프면 나을 수 있다'는 원장님 말씀처럼 수련 과정에서 두통이 나타나는 것은 내 몸이 회복되는 과정임을 알기에 '이 아픔이 지나고 나면 얼마나 더 좋아질까?'라는 희망을 갖게 되었습니다. 지금 두통은 완전히 치유되었지만 남은 삶을 더 건강하게 살기 위해 처음의 마음가짐을 잊지 않고 즐거운 마음으로 수련을 계속하고 있습니다.

약으로도 안 되던
불면증을 극복했습니다

저는 23세 때 척추의 물렁뼈가 잘못되어 3개를 잘라내고 다른 뼈를 잘라 이식하는 대수술을 받았습니다. 수술 후유증으로 하체에 마비가 와서 꼼짝없이 1년 넘게 누워서 보내기도 했습니다. 그 후엔 교통사고로 머리를 다쳤고, 완전한 치료가 되지 않아 목을 돌리는 것조차 힘들었습니다. 부끄러운 일이나 그렇게 시작된 질병들은 39세 때 담석증 수술, 46세 때 맹장염과 자궁근종 적출 수술, 51세 때 백내장 수술, 60세 때 무릎연골 파열 시술, 61세 갑상선 수술로 이어졌습니다.

항상 몸 안에 가득 찬 냉기로 뼈마디가 쑤셨고 무더운 여름날에도 에어컨 바람을 제대로 쐴 수 없었습니다. 일 년이면 일곱 달은 한의원을 다니면서 쑥뜸과 물리치료를 받았고, 통증을 완화시키기 위해 나름대로 이런저런 노력을 했습니다. 병원에서 처방받은 퇴행성관절염과 골다공증 약을 꾸준히 먹고 이것저것 좋다는 것은 다했던 덕분인지 죽지 않고 그럭저럭 지낼 수 있었지만 문제는 약으로도 해결되지 않는 불면증이었습니다.

일주일 중에 겨우 하루만 조금 자고, 엿새는 꼬박 맨 정신으로 밤을 지새운 세월이 7년입니다. 의사의 처방대로 수면제를 복용하면 첫날은 그런대로 잠을 잘 수 있었지만, 이튿날부터는 오히려 잠이 더 오지 않았습니다. 정신은 멍하고, 혀는 마비되고, 입안이 까칠해지면서 음식의 맛을 전혀 느낄 수 없는 수면제의 부작용이 나타났습니다. 수면제가 듣지 않는 심각한 불면증으로 제 얼굴은 항상 누렇게 떠 있었고, 눈은 충혈되었고, 머리는 아프고 어지러웠습니다. 그러다 도저히 견딜 수 없는 날은 진통제를 먹으면서 비몽사몽 생활을 했습니다.

너무 몸이 편해도 잠이 안 온다는 말을 듣고, 부업도 하고 취미생활도 열심히 해봤지만 아무 소용이 없었습니다. 남들 다 자는 시간에 빨래하기, 따뜻한 물에 샤워하기, 따뜻한 물과 얼음 녹인 차가운 물에 번갈아 발 담그기, 맨발로 걷기, 공원 한 바퀴 돌기, 노래 듣기, TV 보기, 게임 하기도 해봤습니다. 배가 부르면 잠이 잘 온다기에 한밤중에 배가 터져라 먹어도 보았습니다. 그렇게 고통의 나날을 보내던 중에, 하늘이 주신 기회인지 율본운동과 인연을 맺게 되었습니다.

　첫 수련을 하던 날, 남들처럼 큰 느낌은 없었지만 신기하게도 그날 밤 너무 편하게 잠을 잤습니다. 꾸준히 수련하다 보면 나의 오래된 불면증도 나을 수 있다는 희망이 생겼습니다. 하지만 예순이 넘은 나이 탓인지, 몸이 부실한 탓인지 젊은 사람들과는 다르게 치유 운동은 안 나오고 아무리 바로 앉으려고 해도 누군가 잡아당기듯이 자꾸만 뒤로 넘어가기만 했습니다.

　원장님께서는 저의 복부에 탁기가 쌓여 차가워야 할 머리는 뜨겁고 따뜻해야 할 하체는 차갑다고 했습니다. 이럴 경우 복부의 장기에 문제가 발생하는 것은 물론 머리는 뜨거운 열기로 뇌질환이 발생하기 쉽고, 하체는 냉기로 자궁, 골반, 무릎 등에 문제를 일으키게 된다는 것입니다. 원장님 말씀을 듣고 보니 내 몸의 상태와 일치한다는 생각이 들었습니다. 수련 과정에서 몸이 자꾸 뒤로 넘어가는 것 또한 복부에 탁기가 많이 차 있어서라고 했습니다.

저의 수련 속도는 거북이처럼 느렸지만, 한 달이 지날 즈음엔 무거운 돌멩이를 달고 다니는 것처럼 무거웠던 엉덩이와 허리가 조금씩 가벼워지면서 통증이 사라졌고, 대책 없던 저의 불면증도 조금씩 호전되었습니다. 젊은 시절 허리 수술의 후유증으로 통나무처럼 굳어버린 허리 때문에 엎드려도 바닥에 닿지 않았던 저의 손끝이 예순이 넘은 지금 바닥에 닿는 기적을 이루었습니다. 비록 몸은 힘들었지만, 하루하루 수련을 하는 만큼 병이 치유되는 기쁨이 저를 행복하게 만들었습니다. 그리고 무엇보다 아프지 않다는 것이 어떤 것인지도 알게 되었습니다.

　지금 수련이 6개월째로 접어들었습니다. 시간이 가니 저도 다른 사람들처럼 목, 어깨, 몸통, 다리 운동을 하게 되었고 저의 불면증도 거의 치유가 되었습니다. 오랜 세월 동안 망가진 몸이 젊은 회원들처럼 빠른 시간에 다 고쳐지지는 않겠지만, 아프면 병원에 가고 약을 먹는 것이 전부인 줄 알고 지금까지 살아온 저로서는 내 몸을 내가 고칠 수 있다는 사실이 자랑스럽기만 합니다. 아직까지는 과거에 아팠던 저의 몸 여기저기가 통증으로 자신의 흔적을 알리고 있지만 그것조차 완전한 치유를 향해 나아가고 있다는 징표로 생각합니다. 저는 지금도 시간 나는 대로 징소리 음반을 틀어놓고 감사한 마음으로 신나게 수련하고 있습니다.

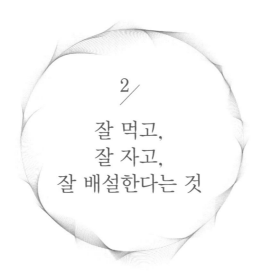

2/
잘 먹고,
잘 자고,
잘 배설한다는 것

풍족해진 현대사회의 그늘

옛 어른들은 '잘 먹고, 잘 자고, 잘 싸면' 그것이 바로 건강이라고 했다. 이 원칙은 예나 지금이나 변함이 없다. 오히려 풍족한 생활을 누리는 현대인들에게 더욱 해당되는 원칙이다. 현대사회에서 영양소나 열량이 부족한 사람은 드물지만 인스턴트 음식과 고열량 음식을 먹어서 비만과 고지혈증 같은 문제가 발생한다. 편안한 집과 잠자리가 보장되었지만 불면증과 수면 부족으로 고통 받는 사람들이 늘어나고 있다. 변비나 치질, 과민성 대장 증후군과 크론병 등 배변과 관련된 문제를 겪고 있는 사람들도 아주

흔하다.

인체는 잘 자고 잘 먹고 잘 배설시키는 기본적인 생리활동 중 어느 하나라도 제대로 이루어지지 않으면 문제가 생기므로, 궁극적으로 이 셋은 만병의 원인이기도 하고 만병을 해결할 수 있는 열쇠이기도 하다. 건강을 위해 갖가지 건강식품과 보약을 찾기 이전에 위에서 말한 생리적 메커니즘이 정상적인지 먼저 체크해야 한다. 굳이 좋은 것을 골라 먹지 않아도, 인체 내의 기본적인 생리활동이 원활하다면 조촐한 일상의 밥상만으로도 충분히 건강하게 살아갈 수 있다는 말이다.

기본 중의 기본을 해결하지 못하는 현대의학

인간의 건강을 유지하기 위한 가장 기본적인 조건인 먹고 자고 배설하는 생리활동이 비정상적인 사람들의 숫자는 아마 통계조차 잡을 수 없을 만큼 많을 것이다. 이런 현실을 그대로 두고 과연 우리가 얼마나 건강한 삶을 살 수 있을지가 의문이다. 암은 고칠지 모르지만 불면증, 변비 등 모든 질병의 치료에 앞서 우선적으로 해결되어야 할 기본적인 생리활동조차 정상 상태로 만들어주지 못하는 것이 현대의학이다.

그렇다면 잘 먹고, 잘 자고, 잘 싼다는 것은 어떤 의미일까? 잘 잘 수 있다는 것은 신장의 수(水) 기운이 상승하여 머리가 서늘하다는 뜻이다. 잘 먹고 잘 배설시킨다는 것은 심장의 화(火) 기운이 하강하여 복부가 따뜻하다는 의미가 된다. 다시 말하면 '수승화강'이라는 우리 인체 내의 순환 시스템이 정상적으로 가동될 때, 생리활동이 원활한 건강한 몸이 가능하다는 뜻이다.

두통과 변비가
동시에 해결되었습니다

어릴 적부터 잔병치레가 많았고 몸이 약했지만 큰 병을 앓지는 않았습니다. 그렇게 지내다 결혼을 하고 아이 셋을 낳았습니다. 혼자 힘으로 아이 셋을 키우다 보니, 내 몸은 나이와 맞지 않게 만신창이가 되어 있었습니다. 대책 없는 변비, 잦은 신경성 두통, 허리 통증이 저를 괴롭혔습니다. 다리가 저리고 아플 때는 아무것도 못하고 누워있어야 했습니다. 생명을 위협하는 큰 병은 아니라고 하지만, 힘든 몸으로 살림을 하자니 스트레스가 극에 달했습니다. 그러던 중 우연히 율본운동을 접하게 되었습니다. 그저 나를 괴롭혀온 고질적인 두통이 조금이라도 나아지기를 바라는 마음으로 첫 수련에 임했습니다.

원장님이 혼을 담아 치는 징소리에 집중했습니다. 그랬더니 여름날의 소나기처럼 온몸이 소리의 파동으로 적셔지고 전기가 통하는 것처럼 손끝이 찌릿했습니다. 이어서 마치 진동 기구에 손을 올려놓은 듯 손의 떨림이 시작됐고 풍선에 공기를 불어 넣는 것 같은 부양감이 느껴졌습니다. 말로는 표현할 수 없는 이상야릇한 기운이 합장한 손바닥 사이로 들어와서는 마치 한 송이 꽃을 피우듯이 조금씩 조금씩 두 손이 벌어졌던 그 날의 기억이 아직도 생생합니다.

하루 이틀 수련을 계속하다 보니 질병의 고통도 고통이지만, 그동안 지친 나의 정신과 마음이 편히 쉴 수도 있겠다는 믿음이 생겼습니다. 매주 다섯 번 진행되는 수련 중 겨우 하루밖에 시간을 낼 수 없었지만 어느덧 수련은 내 생활에서 가장 중요한 시간이 되었습니다.

그렇게 100일, 6개월, 1년이 지나가니 수련의 성과가 나타나기 시작했습니다. 한 번 시작되면 먹은 음식까지 다 토하는 고통으로 때론 죽고 싶을 만큼 힘들었던 두통이 거의 사라졌으며, 허리를 구부려 머리조차 제대로 감을 수 없었던 허리 통증과 걷던 길을 멈추게 했던 다리의 저림과 통증도 좋아졌습니다. 그리고 사실 저의 변비 증상은 심각했습니다. 짧게는 일주일, 길게는 열흘 동안 화장실을 못 갔습니다. 아랫배는 항상 무겁고, 가슴은 답답하고, 배출되지 못한 독소로 몸은 무기력했습니다.

수련을 시작하자 놀랍게도 두통과 변비 증상이 함께 좋아졌습니다. 몸이 날아갈 듯 가벼워진 것입니다. 현대 의학이든 자연 치유든 먹고, 자고, 배설시키는 기본적인 생리활동을 해결하지 못하면 본질적인 치유가 될 수 없다는 것이 원장님의 치유 철학이었습니다. 사실 이 세 가지 생리활동은 수련 중 제일 먼저 그리고 아주 쉽게 해결되는 기본적인 치유 성과라고 합니다.

주변 사람들에게 제가 경험한 율본운동에 대해 이야기하면 대부분은 반신반의합니다. 그러나 한 번이라도 체험의 기회를 가지면, 그 의문들은 한 번에 사라질 것이 분명합니다. 저는 율본운동을 통해 병은 누가 고쳐주는 것이 아니라 내 스스로 고치는 것이라는 진리를 배웠습니다. 내 몸 안의 의사를 만나게 해준 율본운동, 평생 고마운 마음으로 살아갈 것입니다.

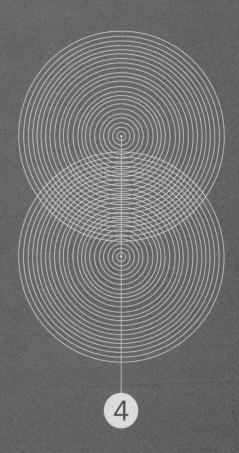

4

소리로
내 몸을 고친다

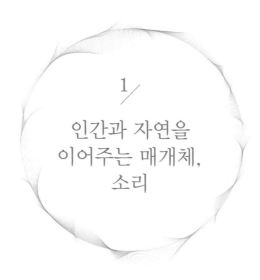

1 / 인간과 자연을 이어주는 매개체, 소리

소리도 에너지도 파동이다

지금도 광활한 우주와 대자연은 크고 작은 소리를 만들어 내고 있으며, 그 소리에 의해 에너지가 모이고, 흩어지고, 엉키고, 떨어지고, 조직화 되는 과정을 반복한다. 그리고 그 과정 속에서 만물이 생성하고 소멸한다. 인간도 어머니의 자궁 속에서 가장 먼저 발달시키는 감각이 오감 중 청각이다. 자궁 내·외부에서 들려오는 수많은 소리의 파동에 반응하며 인간으로서의 모습을 갖추는 것이다. 탄생 이후에도 다양한 소리의 파동 속에 묻혀 살다가 거대한 자연의 파동 속으로 사라진다.

그렇다면 소리란 무엇일까? 매미가 울 때, 그리고 하모니카를 불 때를 생각해보면 공기가 진동하면서 소리가 난다는 것을 쉽게 알 수 있다. 기본적으로 소리는 입자와 물체의 진동에 의해 만들어지는 파동 에너지다. 파동이란 인간이 눈으로 보는 세계가 전부가 아님을 단적으로 보여주는 미지의 실체이다. 인간의 생리적, 감정적, 영적 부분에 광범위하게 활용될 수 있는 무한한 힘이 내재되어 있는 에너지가 파동이다.

특히 타악기가 뿜어내는 강력한 파동은 흩어진 인간의 생각과 마음을 한 곳으로 모아 자연과 인간이 소통할 수 있도록 도와주는 매개체 역할을 할 뿐 아니라, 정상 상태를 이탈한 인체 내의 기관과 조직의 주파수를 정상으로 돌려놓는 최상의 치유 도구가 될 수 있다. 이러한 소리의 다양한 작용과 원리를 정확하게 이해하고 활용 방안을 적극적으로 모색한다면, 인간의 삶에서 필연적으로 수반되는 다양한 형태의 정신적 고통으로부터 인간의 영혼을 회복시킬 수 있으며, 의학의 한계를 넘어선 육체의 문제들도 해결의 실마리를 찾게 된다.

인체가 고유 주파수를 이탈한 것이 질병

인체는 외형적으로 머리, 몸통, 팔다리로 이루어져 있으나 그 내부는 아주 정밀한 조직(tissue)과 기관(organ)으로 채워져 있다. 이들은 각각 고유의 주파수를 가지고 있는데, 고유 주파수 범위 안에 있을 때 정상적인 활동을 하는 건강한 상태라 정의된다. 반대로 내·외부의 요인에 의해 자신이 지켜야 할 고유 주파수를 이탈하게 되면 정상적인 활동을 할 수 없는 질병 상태에 놓이게 된다. 이때 이탈한 조직과 기관의 주파수를 다시 정상으로 돌려 놓는 것이 소리 치유의 개념이다.

소리의 공명 현상을 인체에 적용한 소리 치유

모든 물체는 제각기 고유의 진동수를 가지고 있는데, 두 물체의 진동수가 같을 때 하나의 물체에서 발생한 진동이 다른 물체에 전달되어 같이 진동하는 현상을 '공명' 현상이라고 한다. 여기서 진동이란 물체의 운동이 만들어내는 공기의 파동을 의미하며, 진동수(주파수)란 어떤 물체가 1초에 진동하는 횟수를 말한다.

만약 동일한 진동수를 가진 소리굽쇠 두 개를 놓고 한쪽 소리굽쇠를 치면 다른 한쪽도 같이 울리게 된다. 이것이 공명 현상이다. 그런데 공명 현상이 지속적으로 일어나면 진폭(진동의 중심으로부터 최대로 움직인 거리)이 커지면서 에너지가 증가한다. 이렇게 증폭된 에너지를 인체에 적용하는 것이 소리 치유의 기본 개넘이다.

목소리로 와인 잔을 깨는 동영상을 본 적이 있을 것이다. 컵의 고유 진동수와 동일한 진동수의 목소리를 지속적으로 컵에 작용시키면, 진폭이 커지면서 그 힘에 의해 컵이 깨지는 것이다. 미국 워싱턴 주 타코마 해협에 놓인 다리는 시속 190km 강풍에도 견딜 수 있도록 설계되었지만, 공교롭게도 다리의 고유 진동수와 일치하는 시속 70km의 바람이 불어 허무하게 무너져 버렸다고 한다. 바로 공명 현상이 원인이었다. 고유 진동수와 공명 현상이 얼마나 강력한지 이해가 되었을 것이다.

●●● 음과 신체 장기의 관계

오음(五音)	궁	상	각	치	우
서양 음계	도	도	미	솔	라
장(臟)	비장	폐	간	심장	신장
부(腑)	위장	대장	담	소장	방광
오행(五行)	토(土)	금(金)	목(木)	화(火)	수(水)

우리 인체 내의 장기도 제각기 고유 주파수를 가지고 있다. 동양의학에서는 인체의 장기를 오장육부로 구분하는데, 각 장부가 전통음악의 5음(궁상각치우)과 서양 음계(도레미솔라)에 각각 대응하고 있다. 도표를 살펴보면, 신장과 방광은 오음으로는 '우',

서양 음계로는 '라'에 해당한다고 볼 수 있다. 만약 신장이나 방광에 문제가 생겼다면 '우(라)'의 주파수를 들려주면 도움을 받을 수 있다.

소리의 공명 현상을 치유에 활용하는 두 가지 방법

소리의 공명 현상을 치유에 활용하는 방법은 두 가지가 있다. 첫 번째는 자신이 직접 악기를 연주하거나 입으로 소리를 내서 그 소리에 실린 특정 주파수를 인체 내의 기관과 조직으로 보내 공명시키는 것이다. 두 번째는 치유사가 특정 악기의 소리를 통해 고유 주파수를 이탈한 기관과 조직을 공명시키는 방법이다. 물리학은 소리의 파형(파동의 형태)을 규칙적인 낙음(樂音)과 불규칙적인 소음(騷音)으로 구분하는데, 낙음이 질병을 고칠 수 있는 치유음에 해당된다고 볼 수 있다.

자연과 조화를 이루는 치유음은 인간을 비롯한 모든 생명체의 탄생, 성장, 소멸에 관여하는 실질적인 에너지임에는 틀림없다. 하지만 아직까지 국내에서는 소리가 인체에 미치는 다양한 영향에 대해 이루어진 연구가 적다. 일부 대학에서 이루어지고 있는 연구도 특정 소리가 인체에 전달되었을 때 뇌파의 변화를 측정하고 분석하는 정도의 수준에 그치고 있다.

기계로 측정할 수 없는 소리의 다양한 치유 영역을 인체와 접목시키지 못하는 우리의 현실을 생각하면 그저 안타까울 뿐이다. 선진국에서는 소리의 공명현상을 인체 치유에 활용하는 의료 장비를 개발하여 현대의학의 한계를 극복할 대안으로 활용하고 있다고 한다. 참고로 그 원리를 간단히 설명해 보겠다.

의료 장비를 활용한 소리 치유의 문제점

오른 쪽 어깨가 고유 진동수를 이탈해 문제가 발생했다고 가정해 보자. 먼저 의료 장비를 사용해 문제가 없는 왼쪽 어깨의 정상 주파수를 측정한다. 오른쪽 어깨에 왼쪽 어깨의 주파수를 쏘아주면, 오른쪽 어깨가 그에 공명해 정상 주파수를 되찾게 된다는 것이다. 같은 원리로, 건강한 사람의 주파수를 측정해서 건강하지 못한 사람의 장부에 쏘아주면 병이 치유될 것이다. 현재 일부 학자들에 의해 이 원리를 인체에 적용시키는 연구가 진행되고 있다.

앞에서 말한 소리 치유가 현실화되었을 때, 어떤 결과가 나올지 단정짓기는 어렵다. 이탈한 주파수를 정상 상태로 회복시켰다 할지라도 고유의 주파수를 이탈하게 된 원인이 남아 있는 한, 일정 시간이 경과하면 다시 문제가 생길 수 있기 때문이다. 또한 인체는 일시적으로 자신의 고유 주파수를 이탈했을지라도 자신의 주파수를 본능적으로 기억하고 있고, 또 그것을 찾아낼 수 있는 능력을 갖고 있다. 따라서 복잡한 과정을 거치지 않고 다양한 형태의 소리를 제공해주기만 해도 인체는 스스로 자신의 정상 주파수를 찾을 수 있으므로 인위적인 방법으로 주파수를 쏠 필요가 있을까란 생각도 할 수 있다.

더군다나 모든 사람에게 적용되는 정상 주파수란 것이 존재하는지 여부도 따져봐야 한다. 장기 이식의 경우, 유전자가 동일하지 않은 사람으로부터 이식 받는 동종이식은 물론 동일한 유전자를 가진 장기를 이식하는 동계이식의 경우에도 거부반응이 일어난다. 같은 장부라 할지라도 사람마다 고유의 주파수를 가지고 있기 때문에, 누구에게나 적용되는 정상 주파수라는 것이 존재하기 어렵다. 엄격히 따지면 비슷할 뿐 완전 일치할 수는 없기에 치유의 효과도 그만큼 경감되는 것이다.

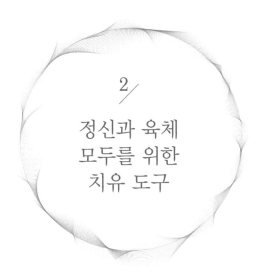

2
정신과 육체
모두를 위한
치유 도구

기(氣)는 소리에 의해 움직인다

인체가 질병 상황에 놓이게 되려면 2가지 요건이 전제되어야 한다. 첫 번째는 고유 진동수를 이탈해야 하고, 두 번째는 자연치유의 메커니즘이 작동할 에너지(氣)가 부족해야 한다. 그러므로 에너지를 공급하는 것이 치유의 핵심이다.

기는 소리라는 매개체에 의해 움직이는 본성을 가지고 있으며, 실질적으로 기가 소리에 의해 움직이는 것을 기동(氣動)이라 한다. 기동을 유도하기 위해서는 반드시 소리가 필요하다. 그렇다면 어떤 소리가 인체의 에너지 본성에 가장 부합하는 소리일까?

결론적으로 나는 여러 가지 소리를 시험해본 결과, 징소리를 치유의 도구로 선택했다. 인체의 모든 조직과 기관의 주파수를 정상 상태로 돌려놓는 역할뿐만 아니라, 자연치유의 메커니즘을 작동시킬 에너지를 가장 빠르게 공급해주는 독보적인 소리가 징소리였기 때문이다. 나는 징소리 하나로 질병의 고통을 해결할 수 있다는 사실을 깨닫고 감당할 수 없는 희열을 느꼈다. 다만, 우리 인체에 작용하는 소리의 위대한 힘과 가치를 학문적으로 증명할 수 없음은 늘 아쉬움으로 남아 있다.

징소리의 탁월한 치유 효과

징은 악기 분류상 금부(金部)에 속하는 체명악기(體鳴樂器)로 웅장하면서도 부드러운 음색을 지니고 있다. 다른 악기와 같이 연주하였을 때 전체 소리를 끌어안는 특징을 가지고 있고, 소리가 울릴 때는 마치 자연의 '바람'처럼 그 여운과 파장이 길게 전달된다. 실제적으로 징소리와 유사한 '은', '응', '음' 등의 소리가 치유음으로 활용되고 있다. 참고로 체명악기란 본체의 진동에 의해 소리를 내는 악기를 말하는데 꽹과리, 징, 실로폰, 트라이앵글이 이에 해당된다.

전통 사물놀이는 말 그대로 4가지 악기를 사용한다. 징, 꽹과리, 북, 장고가 그것인데 순서대로 바람, 천둥, 구름, 비를 상징한다. 사물놀이의 연주는 제각기 다른 음색을 내는 크고 작은 음들의 행렬이 밀물처럼 밀려왔다가 썰물처럼 밀려가면서 무수한 자연의 리듬을 재창조한다. 또한 거대한 자연의 함성이 압축된 울림은 단순히 흥겨운 장단이라기보다 우리의 감성과 육체를 긍정적으로 자극하는 치유의 소리(樂)라 할 수 있다. 일찍이 최한기(1803~1877)는 음악기학(音樂氣學) 이론을 통해 '악(樂)은 천지운화(天地運化)의 기운과 그 기운이 통하지 않는 답답한 심신의 기운을 서로 통하게 한다'라고 주장했다.

사물 중에서도 징은 열린 공간인 굿판, 마당, 들판에서 하늘을 향해 울려퍼지는 웅장한 소리가 특징이다. 맺힘의 한을 풀어내는 상징적 악기로 천지운화의 기운과 인간을 연결시켜 주는 매개체 역할을 가장 충실히 수행할 수 있는 도구이다. 또한 음폭이 가장 넓고 그 파장이 길게 전달되는 특징을 갖고 있다. 이 특징을 치유에 활용하면 이탈한 인체 각 기관의 주파수를 포괄적으로 바로잡을 수 있는 완벽한 치유의 도구로서 손색이 없다.

사람의 음성으로도 치유한다

악기 중에서 가장 쉽게 구할 수 있는 악기가 있으니 바로 사람

의 음성이다. 사람의 목소리를 치유의 도구로 활용해 이탈한 주
파수를 바로잡고, 인체의 에너지를 끌어올릴 수도 있다. 적당한
음성은 호흡을 깊어지게 하고 인체에 산소를 공급하며 에너지의
흐름을 촉진한다. 퇴계 이황의 책『활인심방(活人心方)』에는 사람
의 음성을 활용한 건강 수련법이 소개되어 있다. 바로 육자결(六
字決)이다. 육자결은 '거병연수육자결(去炳延壽六字決)'이라고도
하는데, 병을 물리치고 수명을 연장하는 여섯 글자의 발성법이란
뜻이다.

●● 인체 장기에 대응하는 발성법

장기	발성법	장기	발성법	장기	발성법
간	쉬	비장	후	신장	취이
심장	허	폐	스	삼초	시이

인체의 6가지 장기(오장에서 심포를 포함해 육장이라 지칭함)에
해당하는 여섯 글자를 발성하면 기능이 강화된다는 뜻이다. 예를
들어 심장의 기능을 강화하는 소리는 '허', 폐의 기능을 강화하는
소리는 '스'이다. 위의 도표를 참조하기 바란다. 소리를 내는 방
법은 간단하다. 해당 장기에 의식을 집중하고, 내쉬는 숨을 통해
소리를 길게 발음하면 된다.

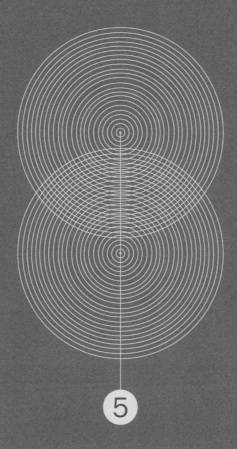

⑤

소리치유 율본운동
사용설명서

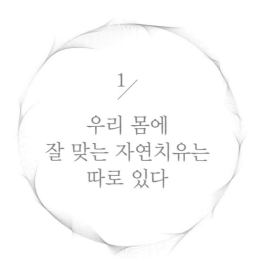

1

우리 몸에
잘 맞는 자연치유는
따로 있다

보편적 가치는 변하지 않는다

'뿌리 깊은 나무는 바람에 흔들리지 않는다'는 말이 있다. 자신의 뿌리를 망각하고 물질의 가치를 중시하는 시대를 살아가는 우리들이 새겨 볼만한 글귀다. 대한민국은 급격한 산업화 덕분에 인간의 생존에 필요한 외형적인 조건들을 풍요롭게 갖추게 되었다. 반면에 물질적 욕구로부터 시작된 인간의 이기심과 지나친 집착은 계층 간의 갈등, 집단 간의 갈등, 지역 간의 갈등으로 이어져 사회 통합의 걸림돌이 되고 있다.

그리 멀지 않은 과거에 우리는 가난이라는 이름으로 인간의 보편적 가치가 무참히 짓밟혔던 상황을 경험했다. 그 가난을 극복할 천재일우(千載一遇)의 기회가 주어졌고 우리는 그 기회를 놓치지 않고 쉼 없이 달려왔다. 힘겨운 노력에 힘입어 지독한 가난을 기적적으로 극복했지만 인간이 지켜야 할 본연의 가치와 다정다감했던 아름다운 정서는 우리 곁에서 사라지게 되었다. 뿐만아니라 경제 개발이란 명분 아래 용인되었던 부당한 행위들은 관행이라는 이름으로 사회 곳곳에 자리 잡았다.

새로운 정부가 이 관행들을 적폐로 규정하고 개혁을 시도하고있지만 과연 그 의지대로 이 사회가 바른 길로 갈 수 있을지는 의문이다. 우리 속담에 '남의 눈 속의 티는 보면서 내 눈 속의 들보는 못 본다'는 말이 있듯이 '나는 옳고 너는 잘못되었다'는 주관적논리는 또 다른 잘못된 관행을 만들 수 있음을 명심해야 한다. 물질의 풍요 속에서 정신은 점점 더 황폐해지는 현재, 인간의 보편적 가치와 본성을 회복시키려는 노력과 적폐의 본질을 객관적으로 바라볼 수 있는 지혜로운 시각이 필요하다.

선조들이 지켜온 천인합일의 가치관
우리의 오천 년 역사는 자연을 존중하고 자연의 원리와 삶의 방식을 일치시키는 삶을 지향했다. 선조들은 경험하고 깨우친 진리를 유·무형의 문화로 승화시켰으며 천부경, 삼일신고, 참전계경, 한단고기 등과 같은 기록물들을 통해 후세에 전하고자 했다. 이러한 기록물들이 우리 삶의 지표가 되기보다는 특정 종교의 경전으로 평가절하되고, 선조들이 추구했던 천인합일(天人合一)의 합리적인 가치관이 무시되는 현실은 너무나도 안타깝다. 하지만 나는 우리 민족의 뿌리가 하늘에 있기에 하늘이 결코 우리 민족을 버리지 않을 것이란 믿음을 갖고 있다.

첨단 과학의 발전이 한 국가의 힘을 가늠하는 시대의 흐름을 역행할 수는 없다. 그러나 반만년 역사와 함께 면면히 이어져 온 선조들의 위대한 사상과 아름다운 전통들이 물질문명에 가려 그 빛을 점점 잃어가고 있고, 언젠가는 모든 사람들의 기억 속에서 잊히는 참담한 날이 올 수 있음을 애달파하는 사람은 과연 몇이나 될까?

전통이란 같은 땅에서 같은 언어를 사용하고 같은 문화를 즐기며 함께 살아가는 민족이라는 공동운명체를 지켜주고 이어가게 하는 강건한 뿌리이며, 지금의 내가 이 땅에 존재하는 근거가 된다. 사회나 개인이나 존재의 근거가 되는 뿌리를 알지 못하면 아무리 물질적으로 풍요하더라도 정신적 공허 상태에 놓이기 쉽다.

외부의 작은 충격에도 쉽게 무너진다는 의미다.

차디찬 겨울바람에 죽어가던 나무도 그 뿌리가 남아 있으면 봄에 다시 새순을 틔운다. 지금이라도 이 단순 명료한 진리에 부합하는 정책이 펼쳐지고, 우리의 선조들이 추구했던 사상과 전통을 이어나가는 노력이 병행될 때 이 사회는 더 이상 적폐를 만들어내지 않는 바른 사회가 될 것이다. 그래야 지난날 국민들의 희생으로 이룩한 눈부신 성장이라는 씨앗이 미래 세대들에 의해 다시 아름다운 꽃을 피우고 더 탐스러운 열매를 맺을 것이다. 그때가 오면 우리의 후손들은 '한국적인 것이 세계적인 것'이라는 자부심으로 살아갈 수 있을 것이며 산업화를 일군 부모, 선배 세대들의 노고에 감사한 마음을 가질 것이다.

외국에서 역수입되고 있는 자연치유 요법들

현대의학의 한계 속에 외국에서 탄생한 다양한 대체의료 요법들이 활용되고 있는 반면, 반만년 역사와 함께 이어져 온 우리의 전통 자연치유 요법들은 그 가치를 인정받지 못하고 있다. 지금까지 우리는 서구의 합리적 사고에 매료되어 우리가 지키고 이어나가야 할 전통들을 시대의 변화에 부합시키려는 노력에는 인색하였다. 그 책임을 따지기 이전에, 우리 몸에 맞는 우리의 옷보다 우리 몸에 맞지 않는 남의 옷에 더 애착을 가지는 우리의 사고방

식부터 바로 잡아야 할 것이다.

21세기는 경제보다 문화가 우선시되는 시대다. 우리의 전통 자연치유 요법들은 인위적인 요소가 전혀 개입되지 않은 자연의 에너지인 기(氣)를 바탕으로 하고 있다. 우리 인체의 생리와 병리 현상이 대자연의 원리와 일치함을 일찍이 깨우친 우리 민족만이 가질 수 있는 무형의 문화 자원이며 영적 자원이 아닐 수 없다. 국가 차원에서 이를 발굴하고, 객관적인 검증의 절차를 통해 치유의 성과가 입증되는 자연치유 요법들은 육성, 발전시켜 나가야 한다. 이를 웰빙(Well-being) 치유 산업으로 상품화한다면 동양의 자연치유 요법에 관심을 가지는 자연치유 선진국들에 수출할 수 있는 고부가가치 산업이 될 수 있다. 뿐만 아니라 우리나라의 태권도, 인도의 요가처럼 자국민의 건강은 물론 세계인의 건강을 책임지는 자연치유 요법으로 발전할 수 있을 것이다.

율본운동은 우리의 전통 자연치유 운동

율본운동은 민족의 전통 수련법인 기공(氣功)에 우리의 소리인 징소리를 접목시켜, 역사 속에 묻혀 있던 자연치유 원리를 계승하고 있다. 한 가지 아쉬움이 있다면, 현대의학으로 해결점을 찾을 수 없는 육체와 정신의 문제점을 해결한다는 치유의 실체는 있으나, 그 메커니즘을 과학적으로 입증하지도 못했고 모든 사람들이 수긍할 수 있는 학문적 이론 체계도 갖추지 못했다. 하지만 지금까지 수많은 사람들이 율본운동을 통해 같은 조건에서 거의 동일한 치유 효과를 보았다는 사실은 확실하다.

율본운동은 일체의 인위적 요소가 개입되지 않고 오직 인체의 자연치유 메커니즘만을 활용하는 순수 자연치유 요법으로 학문적 탐구의 대상으로 삼을 만한 가치가 충분함을 자부한다. 아울러 정책적으로 검증받을 수 있는 기회가 주어진다면, 현대의학의 한계를 극복하는 대안 의료로서 대한민국 국민의 건강 증진에 크게 기여할 수 있으리라 본다.

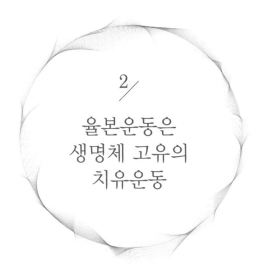

2/

율본운동은
생명체 고유의
치유운동

기(氣)를 아는 것이 생명의 근원을 아는 것

자연은 스스로 생성하고 진화한다. 이 위대한 자연에서 탄생한 것이 바로 인간의 몸이다. 우리를 잉태한 자연과 쉼 없이 소통할 때 비로소 완전한 생명체로 살아갈 수 있음은 당연한 이치다. 모든 생명체를 품고 있는 대자연은 우리의 몸과 조건 없는 소통을 할 준비가 되어 있고, 우리의 몸 또한 자연과의 소통을 간절히 원하고 있다. 단지 고정관념의 벽에 가로막힌 우리의 의식이 소통의 걸림돌로 작용하고 있다.

선조들은 '사람의 몸은 작은 천지(人身小天地)'라고 했다. 지금도 대부분의 한국인들은 '좋은 기운이 인간의 삶에 긍정적인 영향을 준다'고 믿는다. 하지만 좋은 기운을 취할 줄도 모르고, 내 삶에 부정적인 영향을 미치는 나쁜 기운을 없애는 방법도 알지 못한다. 다시 말해서 삶을 좌지우지하는 근원은 알고 있으나 그 근원을 다스릴 수 있는 방법은 터득하지 못하고 있다는 의미다.

자연계에 소속된 모든 구성원은 생성, 유지, 소멸의 과정을 겪으면서 태양, 빛, 물, 바람처럼 인간의 눈으로 확인되고 과학적으로 규명되는 에너지의 영향을 받고 있다. 동시에 인간의 눈으로 볼 수 없고 과학적으로도 규명할 수 없는 기(氣)라는 에너지의 영향 역시 받고 있다. 자연계의 일원인 인체도 구체적인 물질의 형태를 갖추고 있는 육체와 그 육체를 지배하는 마음과 정신이라는 두 실체가 공존하고 있지 않은가? 이 두 실체는 생명의 에너지인 기(氣)에 의해 움직인다.

기는 무형의 에너지로 눈으로 볼 수 없고 그 어떤 과학적 장비로도 그 실체를 확인할 수 없다. 하지만 존재하지 않는다는 근거 또한 없다. 있다고 믿는 사람에게는 있는 것이고, 과학이라는 고정관념에 매몰된 사람들에게는 없는 것이다. 나 역시 기(氣)에 대하여 모든 사람들이 이해하기 쉽도록 설명하기에는 한계가 있다.

다만 인체 내의 모든 조직과 기관이 자신의 임무를 충실히 수행하도록 해주는 어떤 에너지가 존재한다는 사실에 마음을 열어주기를 바랄 뿐이다.

인체가 자연과 소통할 수 있는 최상의 언어는 기(氣)와 소리

최상의 자연치유는 우리 인체가 자신의 뿌리인 대자연과 소통하는 것이다. 오래 전 과거에는 인간의 몸이 자연과 이어져 있었지만, 어느 순간 자연과 소통하지 못하게 되었다. 그러니 치유를 위해서는 소통의 길을 열어줄 현명한 중재자가 필요하고, 그 중재자의 역할에 따라 소통의 결과, 즉 치유의 성과가 결정된다.

소통의 1차 중재자는 생명의 에너지인 기(氣)이며, 1차 중재자가 자신의 역할을 충분히 할 수 있도록 도와주는 2차 중재자로는 소리, 음악, 음식, 빛, 열(熱), 색깔, 향기 등이 있다. 1차 중재자인 기는 인체 내의 자연치유 시스템을 작동시킬 수 있는 근원적인 에너지로 선택의 여지가 없으며, 1차 중재자를 도와주는 2차 중재자는 치유사가 임의로 선택할 수 있다. 율본운동은 우리의 전통 수련 요법인 기공(氣功)을 바탕으로 하기 때문에 1차 중재자의 여건은 충분히 갖추었으며, 1차 중재자의 역할을 촉진시키기 위해 2차 중재자로 징소리를 선택하였다.

기(氣)는 소리의 파동을 담을 수 있고, 소리는 기(氣)의 물리적인 힘을 담을 수 있다. 또한 소리는 기를 증폭시키고, 증폭된 기를 인체 내의 '셀프 운동장치'에 가장 빠르게 공급하는 역할을 할 수 있다. 그러니 이 둘의 조합은 서로의 장점을 한껏 발휘할 수 있는 환상의 콤비라 할 수 있다. 율본운동에 사용되는 징소리의 특징과 징소리를 치유에 활용하는 이유는 앞에서 충분히 설명하였다.

징소리는 율본운동을 탄생시킨 원동력

율본운동은 생명체의 본능적인 치유 능력인 '내 몸 안의 의사'를 찾도록 해주는 가장 쉽고 빠른 방법이다. 하지만 율본운동을 쉽게 받아들일 수 없는 이유가 되기도 하는데 징소리에 대한 부정적인 선입견 때문이다. 이런 선입견이 율본운동의 가치를 절하하는 요인일 뿐 아니라 율본운동 대중화의 가장 큰 걸림돌로 작용하고 있음을 부정할 수 없다.

그러나 나무만 바라보다 보면 그 나무들이 어우러진 거대한 숲을 볼 수 없다. 율본운동은 우리 인체가 자연과 소통할 수 있는 대화의 장을 만들어 주고 그 대화가 긍정적인 결실을 맺을 수 있도록, 징소리라는 가장 유능한 중재자를 선택할 수밖에 없었다.

그런데 그 소리를 접해 보기도 전에 문제 삼아 내 몸 안의 능력을 활용하지 못하는 어리석음에 대하여서는 그저 안타깝다 할 수밖에 없다.

징에 대한 거부감은 무속과 연결되어 있다고 생각하기 때문이다. 하지만 무속에 징이 사용되는 이유가 뭔지에 대해서도 생각해 봐야 하지 않을까? 색안경을 끼고 주관적인 눈으로 바라본다면 율본운동의 원리와 가치를 제대로 알 수 없다. 징은 육체와 정신 모두 지쳐 있는 현대인들의 건강을 회복시켜줄 최상의 치유 악기이다. 자연치유 선진국에서도 징과 흡사한 형태의 타악기인 공(Gong), 금속으로 만들어진 주발 모양의 싱잉볼(Singing Bowl) 등을 치유 도구로 활용하고 있다.

아무리 잘 차려진 밥상도 먹어보지 않으면 그 밥상의 가치를 알 수 없다. 징소리에 대한 맹목적인 부정보다는 단 한 번만이라도 징소리에 내 몸을 맡겨보는 시간을 가져봐야 할 것이다. '정말 내 몸이 소리에 반응하는 생명체구나' 하는 사실을 바로 깨우칠 수 있다. 또한 자신의 몸을 징소리에 맡기는 사람들이 결코 무지한 사람들이 아니라 시대를 앞서가는 현명한 사람들임을 알게 될 것이다.

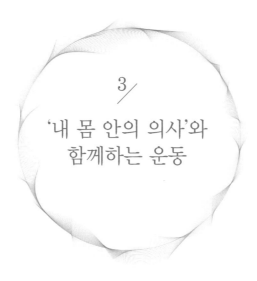

3

'내 몸 안의 의사'와
함께하는 운동

내 몸을 가장 잘 아는 단 한 명의 의사

우리 속담에 '시작이 반이다'라는 말이 있다. 우리가 질병의 고통에서 벗어날 수 있는 시작점은 인체 본연의 치유 능력을 믿는 것이다. 이 믿음만 있다면 '내 몸 안의 의사'를 만날 수 있는 길은 항상 열려 있다. 이제 내 몸 안에 있는 의사는 어떤 존재이며 어떤 능력이 있는지 살펴보자.

내 몸 안의 의사는 내 몸의 상태를 가장 정확하게 진단해주고, 내 몸을 공격하는 외부세력으로부터 지켜줄 뿐만 아니라 원래의 균형 잡힌 상태로 회복, 재생시켜 준다. 내 몸 안의 의사는 세상에 단 하나뿐인 내 몸을 위한 맞춤형 치유를 실행한다. 그 치유 행위는 어떤 인위적 개입 없이 언제 어디서나 지속되며 심지어 비용을 지불할 필요도 없다.

●● 내 몸 안의 의사가 하는 일과 특징

- **진단:** 내 몸의 문제점을 가장 정확하게 진단
- **회복 · 재생:** 내 몸의 문제점을 해결하고 정상 상태로 돌려줌
- **방어:** 내 몸을 공격하는 외부세력으로부터 지켜줌
- **공격:** 내 몸을 공격하는 외부세력을 물리침

- **맞춤형 치유:** 내 몸에 꼭 맞춘 단 하나의 치유
- **자연적 치유:** 인위적 개입이 전혀 없는 자연치유
- **전폭적 치유:** 언제 어디서나 내 몸과 함께하는 치유

율본운동은 인체 맞춤 치유 운동

건강한 삶을 위해서는 적절한 운동이 반드시 필요하며, 규칙적인 운동은 신체적 기능을 향상시키고 인간의 심리와 정신을 안정시킨다. 일반적인 운동에는 걷기, 수영, 달리기, 마라톤, 자전거 타기 등의 유산소 운동과 역도, 씨름, 팔굽혀 펴기 등의 무산소

운동이 있다. 또한 불편한 인체의 특정 부위를 내 임의로 움직이는 능동적인 운동과 요가처럼 지시에 따라 움직이는 수동적인 운동으로 나눌 수도 있다. 중요한 것은 아무리 좋은 음식도 내 몸에 맞지 않으면 도움은커녕 심각한 부작용을 초래할 수 있고, 아무리 체계적으로 잘 만들어진 운동이라 할지라도 내 인체 상황과 맞지 않는다면 득보다 실이 많을 수 있다.

내 몸에 꼭 맞춘 치유 운동이 있다면, 가장 짧은 시간에 가장 큰 효과를 볼 수 있는 최고의 운동이 될 것임은 확실하다. 하지만 첨단 기구를 활용하는 헬스 운동도, 질병에 따라 구성된 재활 운동도 나만의 문제를 포괄적으로 반영하는 맞춤 치유 운동이 될 수는 없다. 반면 인체 내의 자연치유 메커니즘에는 과거에 질병이 생겼으나 완전한 치료가 되지 않은 과거의 문제점, 현재의 문제점, 지금은 질병으로 드러나지 않았지만 미래에 발생될 수 있는 문제점이 정확히 저장되어 있다. 또한 이 진단 정보를 바탕으로 몸의 문제점들을 회복, 재생시킬 수 있는 운동 프로그램 역시 가지고 있다.

율본운동은 질병의 종류를 최대한 단순화시킨다

인체의 모든 기관과 조직들은 각각 독립적으로 움직이는 것이 아니다. 상호 영향을 미치는 연결고리 안에서 서로 정보를 주고

받으며 긴밀하게 움직이는 일체(一體)라 할 수 있다. 일체로서 기능하는 인체는 어떤 하나의 조직과 기관에 문제가 발생하면 그 연결선상에 있는 다른 조직과 기관들에도 연쇄적으로 문제가 발생되는 부정적인 면과 최초에 발생된 문제점을 해결하면 그 연결선상의 질병들이 동시에 해결되는 긍정적인 면이 공존한다.

인체의 이러한 본질을 인지하지 못하고 부위별로 세분화시킨다면, 최초에 질병이 발생된 발화점을 찾을 수 없으므로 질병의 원인을 제거하는 근본적인 치료를 할 수 없다. 잎이 말라 죽어가는 나무가 있다고 가정을 해 보자. 손상된 잎만 바라보면 그 원인을 찾아낼 수 없지만 뒤로 물러서서 나무 전체를 바라보면 수분이 부족한 것인지, 태양 빛이 너무 강한 것인지, 영양분이 부족한 것인지 보다 쉽게 그 원인과 해결점을 찾을 수 있다.

다른 자연치유 요법들도 비슷한 개념을 가지고 있겠지만, 율본운동은 질병의 종류를 단순화시키면 그 원인이 단순화 되고 원인이 단순화 되면 그 해결 방법도 단순화 된다는 치유 원칙을 가지고 있다. 따라서 율본운동은 각 개인이 가지고 있는 병명을 그다지 중요하게 생각하지 않는다. 율본운동은 질병을 크게 4가지로 구분하는데 뇌에 관련된 질환, 팔에 관련된 질환, 다리에 관련된 질환, 복부에 관련된 질환이다. 4가지 질환의 공통적인 원인은 복부의 탁기이며, 이를 제거하는 것이 병의 근원을 없애는 것이라 본다.

최소의 비용으로 최대의 치유 효과를

질병을 근원적으로 낫게 하는 것은 과학적 잣대로 만들어진 인위적인 방법이 아니라 하늘이 아무런 대가를 바라지 않고 부여한 본능적인 자연치유력이다. 이 능력을 활용하는 율본운동을 시작하려면 '자연에서 비롯된 내 인체는 절대 나를 속이지 않을 것이며, 내 병은 내가 고칠 수 있다'라는 확고한 믿음이 전제되어야 한다. 이 조건만 수용한다면 누구나 자신의 노력만큼 치유 성과를 거둘 수 있다.

앞으로 우리는 원하든 원하지 않든 100세 시대를 살아야 한다. 다행히 건강하게 살 수 있다면 별 문제가 없겠지만 차라리 죽는 것보다 못한 삶을 살아야 한다면 이보다 더 큰 불행은 없을 것이다. 이를 대비하고자 한다면 지금부터 내 몸을 위해 일정한 시간과 노력을 투자해야 하는 것이 맞다. 하지만, 일상생활을 제쳐두고 내 몸을 위해 투자할 만큼 우리의 삶이 녹록치 않은 것도 현실이다. 율본운동은 일정한 수련 과정을 마치고 나면 굳이 수련에 참석하지 않아도 징소리의 파동이 그대로 담긴 율본 치유 음반을 활용해 언제 어디서나 율본운동을 생활 속에서 실천할 수 있다.

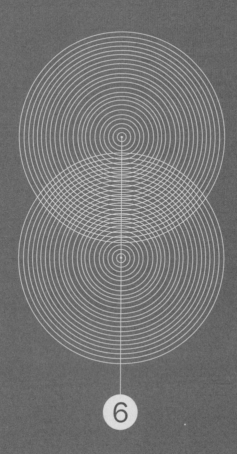

6

율본운동 4단계
치유 시스템

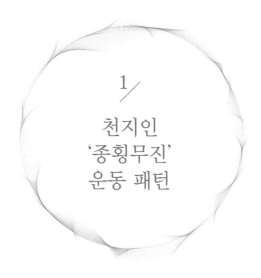

1

천지인
'종횡무진'
운동 패턴

종류와 속도는 다르지만 패턴은 똑같다

인체 내에는 스스로 자신의 문제를 해결할 수 있는 진단, 회복·재생 기능을 갖춘 셀프 운동장치가 있으며, 이 운동장치가 작동될 환경이 마련되면 누구나 활용할 수 있다고 설명했다. 사람마다 질병의 종류와 원인이 제각각이기 때문에 셀프 운동장치에 저장된 운동 프로그램도 제각각 다르다.

따라서 율본운동의 종류, 순서, 방향, 속도는 인체 상황에 따라 다르게 진행되며, 그 모양 또한 인위적인 운동요법으로는 흉내조

차 낼 수 없을 만큼 섬세하고 다양하다. 공급되는 기(氣)의 양이
증가할수록 인체 내의 모든 조직과 기관은 물론 눈, 코, 입 등의
세세한 인체 부위로 운동 범위가 점점 확대되며, 운동의 형태도
아주 정교하고 체계적으로 진행된다.

지면으로 율본운동의 수련 과정을 설명하고 이해시키기에는 분
명 한계가 있다. 그럼에도 불구하고 단계별 수련 과정을 소개하
는 것은 이를 계기로 율본운동에 대해 관심을 갖고 체험의 기회
를 가질 분이 한 분이라도 있었으면 하는 바람에서이다.

율본운동은 그 형태를 3가지 유형으로 분류한다. 기본운동, 집
중운동, 세부운동이다. 기본운동은 목(머리), 복부(허리), 팔다리
운동을 말하는 것으로 모든 사람들에게 공통적으로 나타난다. 집
중운동은 기본운동 중에서 한두 가지 운동이 집중적으로 실행되
는 것을 말한다. 세부운동은 기본운동에 포함되지 않은 운동으로
특정 장기나 부위의 개별적인 운동을 말한다.

●●● 율본운동의 3가지 유형

1. **기본운동:** 목(머리), 복부(허리), 팔, 다리의 4가지 운동
2. **집중운동:** 기본운동 중 한두 가지 집중 실행
3. **세부운동:** 눈, 코, 입 등 외형적 부분이나 내부 장기의 운동

위에서 말한 운동들이 순서에 따라 반복적으로 진행된다. 처음에는 뭉쳐진 근육을 이완시키는 정도의 아주 느린 스트레칭으로 시작해서 근육의 이완 정도와 공급되는 기(氣)의 양에 따라 운동의 속도는 점점 빨라진다. 율본운동은 개인의 인체 상황에 따라 수없이 많은 운동을 실행하지만, 이 과정에서 반드시 지켜지는 운동 패턴이 3가지 있다. 이 패턴은 누구에게나 적용되는 운동 법칙인데, 인체 상황에 따라 운동의 순서와 각도, 속도, 횟수는 제각각 다르게 진행된다.

●● 율본운동의 3가지 패턴

1. 천(天)에 해당하는 원(圓)방향: ○
2. 지(地)에 해당하는 횡(橫)방향: ▬
3. 인(人)에 해당하는 종(縱)방향: |

율본운동의 운동 법칙은 천(天), 지(地), 인(人)

위에서 설명한 천(○), 지(▬), 인(|)이라는 운동 패턴은 바로 대자연의 운동 법칙이기도 하다. 이를 입증할 수 있는 현상 하나를 설명하고자 한다. 바늘에 약 30cm 정도의 실을 꿰어 실 끝을 두 손가락으로 잡고 바늘이 움직이는 형태를 살펴보자. 내 손이 움직이지 않는데도 바늘은 일정한 패턴으로 움직인다. 이때 바늘

의 움직임이 천(회전), 지(가로 방향), 인(세로 방향)의 패턴을 규칙적으로 반복하는 것을 볼 수 있다.

이 현상에 대한 판단은 개인의 몫이다. 그러나 한 번쯤 이를 확인하려는 탐구심을 발휘한다면 율본운동의 원리와 가치를 좀 더 객관적으로 평가할 수 있을 것이다. 지금 우리가 살고 있는 공간과 더 나아가 자연과 우주는 텅 비어 있는 것 같지만, 사실 과학적 장비로는 측정할 수 없는 에너지(氣)로 가득 차 있다. 이 에너지들은 가만히 있는 것이 아니라, 인간의 가청 주파수(20~20,000Hz)로는 감지되지 않는 거대한 소리(20,000Hz 이상)에 의해 규칙적으로 움직이고 있다. 이 움직임에는 패턴이 존재하는데 바로 종 방향, 횡 방향, 원 방향(회전)이다. 종(縱), 횡(橫), 무진(無盡), 이 3가지 패턴은 자연계의 모든 생명체가 공유하는 질서이며, 이 질서 속에서 모든 만물이 조화롭게 창조되고 소멸된다.

의학자 한스 제니의 소리 실험

우주 만물의 기원을 소리로부터 찾으려 했던 스위스의 의학자 '한스 제니'는 실험을 통해 '물질은 가해지는 소리의 성질에 따라 전형적인 특징을 가진 다양한 형태로 변화된다'고 하였다. 그 형태는 단순히 동적인 것이 아니라, 명확히 규정되는 정적인 형태로 나타난다는 것이다. 그가 했던 실험은 다음과 같다.

진동자를 부착한 얇은 철판에 소금을 뿌리고 특정 주파수를 쏠 경우, 소금 알갱이는 분주하게 움직이다가 하나의 정적인 형태를 만들어낸다. 이 정적인 형태는 쏘는 주파수에 따라 그 형태가 달라진다. 마치 올림픽과 같은 큰 행사에서 수많은 사람들이 음악에 맞춰 모였다 흩어지기를 반복하며 상징적인 글자와 조화로운 모양을 만들어내는 매스게임과 흡사하다.

대자연의 운동 법칙인 종(세로), 횡(가로), 무진(원)의 3가지 패턴이 우리 몸에서 그대로 실현되는 운동이 율본운동이다. 지금부터 개인의 인체 특성과 질병의 종류에 따라 천차만별로 나타나는 율본운동을 요약해 보려고 한다. 지면상으로 다 설명할 수 없음을 양해 바라며 공통적으로 거쳐가는 수련 과정이라 이해하면 된다.

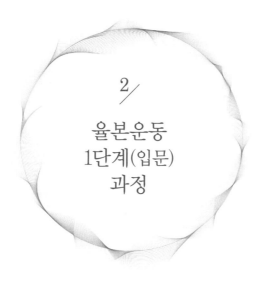

2/

율본운동 1단계(입문) 과정

외단전을 여는 것이 수련의 첫 관문

인체의 에너지는 진기(眞氣)와 탁기(濁氣)로 나뉜다고 했다. 12기경을 따라 있는 듯 없는 듯 흐르는 질량이 없고 따뜻한 기운은 '진기', 인체 내의 공간을 차지하고 조직과 기관의 정상적인 활동을 방해하는 무겁고, 차갑고, 강한 팽창력을 가진 기운은 '탁기'이다. 율본운동 1단계는 진기를 최대한 공급해 몸 안의 치유운동장치를 가동시키고, 운동장치의 작동을 방해하는 탁기를 몸 밖으로 배출하는 외단전을 완성하는 과정이다. 쉽게 설명하면 우리 몸 안을 청소하기 위해 문을 여는 과정이다.

그렇다면 외단전의 위치와 역할에 대해 다시 정리해보자.

- 인체의 외부로 흐르는 외단전은 손바닥에서 어깨까지 연결된 2개의 외단전, 발바닥에서 골반까지 연결된 2개의 외단전으로 총 4개가 있다.
- 4개의 외단전 중 손바닥에서 어깨를 연결하는 2개의 외단전은 손끝으로 들어오는 진기(氣)를 어깨까지 전달하는 역할과 어깨에 모여 있는 탁기를 손끝으로 배출하는 역할을 동시에 한다(출입구).
- 발바닥과 골반을 연결하는 2개의 외단전은 골반에 모여 있는 탁기를 밖으로 배출하는 역할만 한다(출구).

요약하면 몸통과 연결된 두 팔은 진기를 받아들이고 탁기를 내보내는 출입구 역할을 하고, 두 다리는 배꼽 아래의 탁기를 내보내는 출구 역할을 한다. 만약 진기가 들어오고 탁기가 배출되는 출입구인 외단전을 완벽히 열어주는 기공(氣功)의 첫 관문을 무시하고, 내단전인 하단전의 기운을 끌어올리는 수련을 한다면 방문을 닫아놓은 채 청소를 하는 것과 같다. 외단전이 완성되지 않은 상태에서 수련을 진행하면 치유의 성과가 제한적이며, 열심히 수련해도 수련의 성숙도가 나타나지 않는 한계에 부딪친다. 때에 따라서는 배출되지 못한 탁기에 의해 여러 형태의 부작용이 발생할 수도 있다.

율본운동은 외단전이 충분히 완성되지 않으면 몸 안의 탁기가 완전히 제거되는 근본적인 치유를 할 수 없다고 보기 때문에, 기(氣)의 순환을 주도하는 외단전의 완성을 수련의 1차 관문이라 본다. 1차 관문을 통과하지 못하면 운동장치에 에너지(氣)가 공급되지 않으므로 셀프운동이 정상적으로 실행될 수 없다. 본인이 이런 경우에 해당된다면 인내력을 발휘해 율본운동의 첫 관문을 통과할 수 있도록 부단히 노력해야 한다. 1차 관문을 통과하여 수련이 진행되는 과정에서도 외단전이 다시 막히게 되면 일시적으로 셀프운동이 중지되는 경우가 있다.

수련 중에 외단전이 다시 막히는 경우

수련 중에 외단전이 다시 막히는 이유는 두 가지로 볼 수 있다. 첫 번째는 탁기를 밀어내는 진기의 힘보다 밀려 나가야 할 탁기의 힘이 더 강하게 외단전을 막고 있는 경우이다. 두 번째는 탁기의 양이 일시적으로 증가하여 미처 빠져 나가지 못한 탁기가 외단전을 막고 있는 경우이다.

위의 두 경우는 인체 내의 탁기가 배출되지 못하고 정체된 상황으로 일시적으로 몸이 무겁고 어깨 통증 등의 부정적인 증상들이 나타난다. 이럴 경우, 수련의 횟수를 늘려 다량의 기(氣)를 공급하여 외단전을 다시 열어주는 길 외에 다른 대안이 없다. 외단전이 다시 열리게 되면 정체되어 있는 탁기가 배출됨으로써 일시적으로 나타났던 부정적인 증상들은 순식간에 사라진다.

율본운동에서 가장 중시하는 인체 부위, 어깨

국민건강보험공단의 발표에 의하면 2016년 한 해 동안 오십견(유착성 관절낭염)으로 진료 받은 환자는 총 741,690명(여성이 남성보다 약 1.5배 많다)이다. 여기에 회전근개 파열 등 다른 어깨 질환을 포함하면 그 숫자는 대폭 늘어날 텐데, 문제는 그 숫자가 매년 증가하고 있다는 것이다. 대다수의 국민이 어깨 질환으로 고통 받고 있다고 해도 과언이 아니다. 의학적 치료 방법으로 통증을 완화시키는 약물치료와 수술이 병행되고 있지만 근본적인 치료로 이어지는 경우는 많지 않다.

단순히 어깨의 문제만 본다면 단지 고통스러울 뿐 생명을 위협하는 중대한 질병은 아닐 것이다. 그러나 자연치유의 관점에서 보면, 어깨가 막혀 있다는 것은 자연과 인체가 소통할 수 있는 문이 닫힌 것과 같다. 어깨가 막혀 인체 내로 진기가 들어오지 못하면 에너지 부족으로 자연치유 시스템이 제대로 작동할 수 없다. 또한 양쪽 어깨는 경추, 뇌와 연결되어 있기 때문에 그 막힘 정도에 따라 두통, 불면증, 목 디스크부터 뇌졸중, 뇌경색과 같은 뇌 질환의 원인이 될 수도 있다.

율본운동 1단계 과정을 통해, 어깨의 막힘 정도에 따라 외단전이 열리는 속도가 결정된다. 그 속도를 살펴보면 현재의 건강 상태를 평가할 수 있고 앞으로 진행될 수련의 과정과 성과를 예측할 수 있다. 지금부터 진기가 들어가고 탁기가 빠져나가는 통로를 확보하는 율본운동 수련 1단계 과정이 어떻게 실행되는지 그 형태를 설명해보겠다.

1단계에서 관찰되는 5가지 유형

진기가 들어가고 탁기가 배출되는 외단전의 끝자락에 위치한 두 손바닥을 마주 대고 징소리에 집중하게 되면, 두 손바닥이 일정한 간격으로 벌어지기 시작한다. 이때 손가락 마디마디에서 뚝뚝 소리가 나며 이완되고 붙여진 다섯 손가락 사이의 간격도 조금씩 떨어진다. 그 형태는 인체 상황에 따라 다음의 다섯 가지로 구분된다.

① 손바닥 사이가 일정한 간격으로 조금씩 횡 방향(가로)으로 벌어지는 경우

② 가로로 벌어진 두 손바닥의 간격을 일정 수준으로 유지하다가 두 팔이 위로 올라가는 경우

③ 손바닥을 마주한 채 두 팔이 위로 올라가는 경우

④ 손바닥을 마주한 채 두 팔이 아래로 떨어지는 경우

⑤ 가로로 벌어진 두 손바닥의 간격을 일정 수준으로 유지하다가 두 팔이 아래로 떨어지는 경우

다섯 가지 형태 중 ①②③은 외단전이 정상적으로 열리는 것으로 본다. 문제는 우리 몸의 중앙에 위치한 위장을 기준으로 팔이 아래로 떨어지는 ④⑤의 경우이다. 이런 경우는 외단전을 열기 위한 조건이 충분히 갖추어지지 않은 상태라 할 수 있다. 외단전이 열리지 않는 ④⑤의 경우를 이해하기 쉽도록 차가운 물, 미지근한 물, 따뜻한 물을 같은 화력으로 끓인다고 생각해보자. 여기서 제각기 온도가 다른 물은 어깨의 막힘 정도를 나타내는 것이고 화력은 에너지(氣)다.

동일한 화력으로 동일한 시간 가열했을 때 물이 끓을 때까지 걸리는 시간은 물의 온도에 따라 달라질 것이다. 얼음물을 끓이는 것과 상온에 있던 물을 끓이는 것은 다를 수밖에 없다. 팔이

아래로 떨어지는 ④⑤의 경우는 아주 차가운 기운이 단단하게 응집되어 어깨를 막고 있다고 보면 된다. 수련 첫 과정부터 난관을 맞이하는 경우로 ①②③과 같은 운동 형태가 나타날 때까지 진기가 지속적으로 공급되어야 하므로 다소의 시간과 인내력이 필요하다.

80%의 사람이 100분 안에 외단전이 열린다

율본운동 1단계에서 마주한 두 손바닥이 양쪽으로 벌어지는 시간, 방향, 속도, 모양을 보고 인체 내의 문제점들을 1차적으로 진단할 수 있다. 외단전을 열어 통로를 확보하는 데까지 소요되는 시간을 통계적으로 살펴보면, 수련 시작 20분까지가 약 10%, 50분까지가 약 20%, 70분까지가 약 30%, 100분까지가 20% 정도이다. 나머지 20%는 앞에서 설명한 대로 팔이 아래로 떨어지는 ④⑤에 해당되는 사람으로 대체적으로 두통, 불면증 등 뇌와 관련된 질환을 가지고 있다고 보아야 한다.

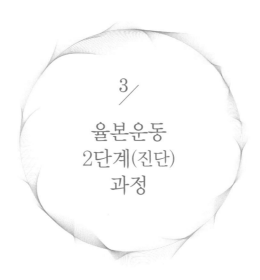

3 /

율본운동
2단계(진단)
과정

준비와 진단을 동시에

율본운동 2단계는 인체가 셀프운동을 본격적으로 실행하기 위
한 준비 과정으로, 자신의 문제점을 정밀 진단하는 과정을 포함
한다. 인체에 질병이 발생될 때는 일정한 순서를 따라 진행된다.
질병을 촉발시키는 최초의 발화점은 선천적, 후천적 요인에 의해
복부에 쌓인 탁기이다. 인체는 복부에 탁기가 쌓이게 되면 복부
의 주요 장기를 보호하기 위해 본능적으로 복부의 탁기를 위로
상승시킨다.

앞에서도 설명했듯 상승한 탁기는 어깨에 모이게 되는데 외단전(어깨~손바닥)을 통해 배출된다면 아무런 문제가 없다. 그런데 외단전이 막혀 탁기가 배출되지 못하면 어깨에 계속 쌓이게 된다. 당연히 어깨에 문제가 생기고, 나중에는 목으로 탁기가 밀려가 경추, 뇌로 부정적 영향이 전달된다. 외단전을 통해 탁기가 배출되지 않으면, 복부의 탁기가 과도하게 쌓이게 되고 복부의 장기를 보호하는 본능적 치유행위도 한계에 봉착한다. 결국 복부의 장기와 기관에도 질병이 발생하는 것이다.

인체의 중간 지점에 위치한 복부는 주요 장기가 자리 잡고 있으며, 면역력의 70~80%가 형성되는 곳이기도 하다. 또한 상체와 하체가 어느 한쪽으로 치우치지 않도록 균형을 유지해준다. 복부에 탁기가 과도하게 쌓이면 면역력이 저하되고 복부에 위치한 주요 장기와 기관들이 위협받게 된다. 몸의 한가운데 장벽이 있는 것과 마찬가지이므로 상체의 화(火) 기운은 아래로 내려가지 못하고 하체의 수(水) 기운은 위로 올라가지 못한다. 앞에서 설명한 수승화강의 순환 원칙이 제대로 지켜지지 않고 상체와 하체의 균형이 깨지게 된다.

탁기를 제거하는 치유 운동

율본운동 2단계는 1단계에서 확보된 통로를 통해 에너지(氣)가 본격적으로 들어가는 과정으로, 위에서 제시한 질병의 발생 순서에 따라 복부와 어깨의 탁기를 제거하는 치유 운동을 하게 된다. 율본운동은 모든 운동 과정에서 인위적인 운동을 허용하지 않는 것을 철칙으로 한다. 특히 2단계는 운동장치 내의 진단 기능이 실행되는 단계로서 질병의 유무와 종류를 판단할 수 있는 중요한 과정이다. 운동 과정이 아무리 힘들어도 임의로 몸을 움직이거나 평소에 접했던 인위적 운동을 해서는 안 된다.

●● 질병의 발생 순서에 따른 셀프운동 과정

① **팔 운동:** 어깨에 뭉쳐 있는 탁기 제거, 진기의 입구이자 탁기의 출구인 외단전(손바닥~어깨)을 완성시키기 위한 운동

② **목 운동:** 외단전 완성 후, 경추와 머리의 탁기를 제거하기 위한 운동

③ **복부(허리) 운동:** 쌓여 있는 복부의 탁기를 어깨로 상승시켜, 완성된 외단전을 통해 배출시키기 위한 운동

④ **다리(골반) 운동:** 탁기의 출구인 외단전(골반~다리)을 완성시키고 골반에 모여 있는 탁기를 배출시키기 위한 운동

⑤ **세부 운동:** 팔, 복부, 다리 운동 외에 개인의 인체 특성에 따라 얼굴, 눈, 코, 입, 턱관절 등의 세부적인 운동

숨어 있는 질병도 진단하는 2단계 운동

율본운동의 2단계를 경험하면서 그 움직임이 아주 미미하다고 실망하는 분들이 있다. 하지만 그 움직임을 따라가다 보면 내 몸의 문제를 그대로 반영하는 아주 체계적인 맞춤형 치유운동임을 알게 된다. 운동장치의 진단 프로그램이 실행되면, 문제가 있는 인체 부위에 진기(열기)가 집중적으로 공급되고 문제를 일으킨 탁기(냉기)는 진기에 의해 미세한 입자로 분리된다. 분리된 입자는 분쇄의 과정을 거치는데 이 과정에서 진동이 발생한다. 어떤 부위에서 진동이 일어난다면, 그 곳이 바로 문제가 되는 부위라고 판단하면 된다.

탁기가 분리, 파쇄됨으로써 밀도가 낮아지면, 부피가 일시적으로 늘어나거나 팽창되는 현상이 나타나므로 이를 통증으로 느낄수 있다. 이때 나타나는 통증은 의학적 진단으로 나오는 질병의 유무와 관계가 없다. 무릎에 질병이 없더라도 무릎에 통증이 느껴진다면 이미 질병이 시작되고 있는 것이다. 율본운동 2단계를 통해 과거에 질병이 발생하였으나 완전히 치료되지 않은 문제, 현재의 문제, 현재 증상은 없으나 앞으로 발생할 수 있는 문제를 정확하게 진단할 수 있다.

인체는 가장 현명하고 경제적인 방법으로 치유운동을 진행한다.

불필요한 운동으로 에너지가 소모되는 것을 최대한 차단시킨다. 진단 기능에 의해 정상적인 상태에 있는 인체 부위는 셀프운동에서 제외시키는 것이다. 문제가 있는 인체 부위에 집중적으로 에너지를 공급함으로써 그 부위가 가장 먼저 운동을 실행하게 된다.

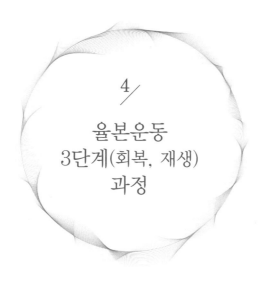

4 /
율본운동
3단계(회복, 재생)
과정

완전한 치유로 가기 위한 호전반응

도종환 시인은 「흔들리며 피는 꽃」이란 시에서 '흔들리지 않고 피는 꽃이 어디 있으랴, 이 세상 그 어떤 아름다운 꽃들도 다 흔들리며 피었나니'라고 읊었다. 우리 인체의 노력으로 얻어내는 치유의 기쁨도 이와 다르지 않다는 생각이 든다.

율본운동 3단계는 인체 내에 쌓인 탁기가 외단전인 손끝과 발끝으로 배출되고 회복과 재생을 위한 셀프 운동장치의 운동 프로그램이 실행되는 과정이면서 신비한 인체의 치유 능력이 최대로 발휘되는 단계이다.

그러나 치유의 기쁨은 결코 바로 주어지지 않는다. 바람에 흔들리고 비에 젖으며 피는 꽃처럼, 운동 과정에서 나타나는 호전반응 같은 수많은 시련들을 슬기롭게 극복해야 한다. 특히 3단계 과정에서 나타나는 호전반응을 이해하지 못하면 중도에 수련을 포기하고 싶은 마음이 생길 수도 있다. 호전반응이란 평소에 나타나는 질병의 증상과 동일하거나 더 강하게 나타나는 현상으로 자연치유력이 길러지는 과정에서 필연적으로 따라오는 반응으로 보아야 한다. 이 반응을 겪고 나면 반드시 질병의 증상이 근원적으로 사라지는 치유의 성과가 나타난다.

율본운동 수련 과정에서 나타나는 호전반응은 하루에서 삼사일 정도이며, 사람에 따라 다르지만 대략 두세 차례의 호전반응을 거치게 된다. 횟수를 거듭할수록 증상이 점점 약하게 나타나다가 마침내 증상이 완전히 사라지는 치유로 이어진다.

그런데 '아파야 병이 낫는다'는 자연치유의 본질을 이해하지 못하고, 이때 증상을 완화시키는 치료에 의지하게 되면 우리 몸은 다시 무기력한 상태로 돌아간다. 다양한 형태의 호전반응을 지켜보노라면, 아픔을 통해서 완전한 치유를 해내는 인체의 신비로움에 감탄하게 된다.

강하고 빠르게 실행되는 3단계 셀프운동

2단계 과정을 끝냈다면, 질병을 발생시키는 탁기의 힘보다 질병을 물리칠 수 있는 진기의 힘이 더 강해진다. 율본운동 3단계에서는 강해진 진기의 힘으로 운동장치의 작동을 방해하는 탁기가 대부분 제거되고, 인체 내의 모든 기관들을 정상 상태로 만들기 위한 회복, 재생의 운동 프로그램이 구체적으로 실행된다.

2단계가 근육을 이완시키는 스트레칭 정도의 운동이었다면, 3단계는 2단계와는 비교할 수 없을 만큼 강하고 빠른 운동이 실행된다. 경우에 따라서는 몸이 운동의 진행을 따라갈 수 없을 만큼 격렬하다. 3단계 운동은 목(머리) 운동, 복부(허리) 운동, 팔·다리 운동이 구체적으로 완성되는 단계이기도 하다. 2단계에서 목, 복부, 팔과 다리 운동이 순서대로 하나씩 실행되었다면 3단계에서는 서너 가지의 운동이 동시에 실행된다.

이 단계에서는 관찰 가능한 육체적 운동뿐만 아니라 인체 내부의 장부와 기관들이 서로 연결고리를 만들어가는 포괄적인 치유운동이 매우 체계적으로 그리고 빠른 속도로 이루어진다. 모든 인체가 요동치는 급격한 운동이 실행되지만 생명체 고유의 운동 패턴에서 벗어나지는 않는다.

3단계의 반복 운동을 통해, 인체 내의 탁기는 미세한 입자로 파쇄되고 탁기의 출구인 외단전(어깨에서 손끝, 골반에서 발끝)으로 배출된다. 탁기가 외단전을 통과하는 과정에서 팔다리가 진동하는 현상이 나타난다. 탁기가 출구의 끝자락인 손끝과 발끝에 도착하게 되면, 마치 쇠뭉치가 매달린 듯한 무게감을 느끼게 되지만 탁기가 배출되는 순간 가벼워진다.

탁기는 일시에 제거되지 않는다

인체의 탁기(濁氣)는 질병을 만들어내는 가장 중요한 원인이므로 치유를 위해서는 반드시 제거해야 한다. 율본운동은 이 원칙을 가장 중시하는 치유운동으로 3단계 과정을 통해 인체의 탁기가 배출되는 과정이 정확하게 실행된다. 탁기는 차갑고, 무겁고, 강한 팽창력을 가진 기운이다. 인체 내에 갇혀 있던 탁기가 배출되는 과정에서, 탁기의 양에 따라 상당한 무게감과 냉기가 팔다리에 느껴진다. 그리고 탁기가 일시에 제거되지 않는다는 사실을 명심해야 한다. 따뜻한 진기에 의해 큰 얼음 덩어리가 녹듯 완전히 배출되기까지는 운동과 진동이 수없이 반복된다.

이때 사람마다 정도의 차이는 있지만 인체 밖으로 밀려 나가는 탁기의 물리적인 힘이 강하게 작용함으로써 그 출구인 팔과 다리가 빠질 것 같은 고통을 느낄 수 있다. 또한 미처 빠져 나가지 못한 탁기에 의해 손과 발이 부어오르는 증상이 일시적으로 나타날 수도 있다. 하지만 탁기가 제거되는 순간, 천근만근으로 느껴졌던 몸은 새털처럼 가벼운 상태가 된다.

●●● 인체 내의 탁기가 배출되는 과정

① **배꼽 위의 탁기:** 어깨 → 팔 → 손끝으로 배출
② **배꼽 아래의 탁기:** 골반 → 다리 → 발끝으로 배출
③ **머리에 갇혀 있는 탁기:** 어깨 → 팔 → 손끝으로 배출
④ **식도와 연결된 인체 부위의 탁기:** 우윳빛 액체 상태로 입을
통해 배출

3단계 과정에서 얻게 되는 치유의 성과

본인의 노력과 개인적인 특성에 따라 조금씩 다를 수 있으나 특별한 경우를 제외하고 3단계에서 얻을 수 있는 공통적인 치유 성과는 다음과 같다. 우선 무겁고 차가운 탁기가 제거됨에 따라 전신이 가벼워지고 따뜻한 기운으로 채워진다. 이어서 탁기에 의해 밀려 나갔던 경추, 척추, 골반 등 인체를 지탱해주는 골격이 운동과 진동을 반복하면서 제자리를 찾는다. 탁기가 제거된 여유로운 공간에서 각 장부와 기관들이 자신의 고유 주파수를 찾게 되고 수승화강의 순환 과정도 원활하게 작동된다.

3단계 과정이 끝나면 먹고, 자고, 배설하는 기본적인 생리 메커니즘이 최우선적으로 제 기능을 회복한다. 인체 상황에 따라 다소 차이는 있을 수 있으나 변비, 두통, 불면증, 식욕 부진 등의 상태가 정상으로 돌아온다. 만병의 원인이면서 그 해결의 열쇠인 기본 생리현상이 정상화됨에 따라 이와 연결된 각 조직과 기관들이 점차적으로 제 기능을 회복하게 되어 치유의 성과가 가시화된다.

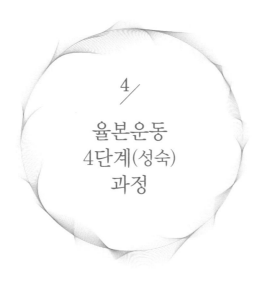

4 /
율본운동
4단계(성숙)
과정

치유 성과를 다지고 마음의 평화까지

몸 전체가 연계되는 치유운동을 실행해 비정상적인 인체를 정상 상태로 회복시키는 것이 3단계 과정이라면, 4단계에서는 3단계의 과정을 완벽하게 다시 한 번 다지는 것이라 보면 된다.

4단계에서는 입, 눈, 코, 손, 발과 같은 인체 일부가 독자적으로 움직이는 세부적인 운동을 실행하게 된다. 생명의 원천인 복부에 쌓였던 탁기가 거의 제거됨에 따라 복부 내의 장기가 여유로운 공간에서 파동을 일으킨다. 진동기구에 의해 복부가 파동을 일으키는 것과 다르지 않다. 육체의 질병이 거의 해결됨에 따라 굳이 마음의 정화를 강조하지 않아도 마음이 여유로워진다.

이로써 '내 몸의 문제는 내 몸이 스스로 해결한다'는 율본운동의 1차 목표가 완성되었다. 2차 목표인 자아를 찾기 위한 여정의 첫 단추를 열게 되는 것이다.

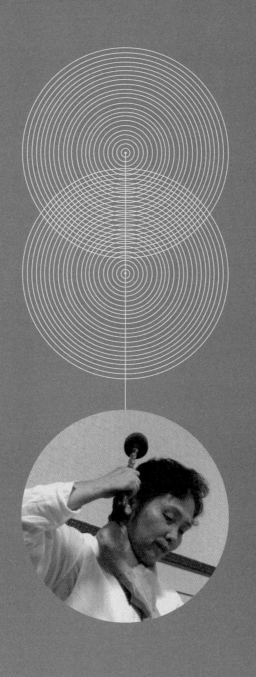

셀프 운동장치는
조물주의 걸작이자 위대한 선물

내 몸 안의 자연치유 시스템을 가동시키는 '율본운동'을 만들었고 몸과 마음의 질병으로 고통 받는 사람들에게 셀프 운동장치의 효과를 알리며 오늘에 이르렀다. 그동안 인체 스스로 만들어내는 치유의 기적들을 수없이 보아 왔고, 그 감동은 오랜 시간이 지난 지금도 여전히 진행형이다. 지난 시간들을 뒤돌아보면, 한때는 나의 능력이 치유의 기적을 만들어낸다는 어리석은 착각과 자만에 빠져들기도 했고, 사람들 역시 나를 능력자로 보는 경우도 많았다.

율본운동을 통해 얻은 치유의 성과들을 현대의학의 관점에서 평가한다면 분명히 기적과 같은 결과이지만, 인간의 초과학적 자연치유 메커니즘을 활용하면 누구에게나 가능한 보편적 치유 성과라 할 수 있다. 만약 내가 욕심이 앞서, 이 진리를 외면하고 기적의 주체를 나의 능력으로 단정짓는다면 하늘에 대한 도리를 저버리는 일이라 생각하며 이 길을 걸어왔다.

인체 내의 자연치유 시스템의 스위치를 켜주고 제대로 작동될 수 있도록 다양한 방법을 제시해주는 중재자는 반드시 필요하고, 나름대로 사명감을 가지고 중재자의 역할을 충실히 수행하는 사람들도 있다. 나 역시 셀프 운동장치의 스위치를 켜주는 중재자로서 우리 인체가 치유의 기적을 만들어낼 수 있도록 도와주고 격려하는, 조금은 특별한 직업을 가진 사람에 불과하다.

이 진리를 깨우칠 때까지, 꽤 오랜 시간 동안 갈등했음을 고백한다. 능력자라는 타이틀은 꽤나 달콤한 유혹이기 때문이다. 그러나 거대한 대자연의 섭리에 비하면 너무나 보잘것없는 나의 능력이 거창하게 포장되는 것을 경계하는 것이 나를 지켜 나가는 바른 길임을 잘 알고 있다. 그래서 누구나 자신의 몸이 가진 문제를 해결할 수 있는 능력자가 될 수 있다는 가슴 벅찬 진리를 전하는 것이 더 보람된 일임을 항시 가슴에 담고자 한다.

에필로그

해결점을 찾을 수 없는 질병의 고통에 놓여 있는 사람이라면 치유의 기적을 갈망하는 것이 인지상정이다. 그러나 치유의 기적은 타인의 능력이 아닌 '내 몸 안의 의사'가 만들어낸다는 진리를 하루 빨리 깨쳐야 한다. 서푼어치도 안 되는 인간의 능력에 그럴 듯한 종교적 구실을 갖다 붙이고 전지전능한 능력으로 포장하는 세태는 경계해야 할 것이다.

문득 아주 오래 전에 어머니께서 들려주신 꿈 이야기가 생각난다.

꿈속에서 어머니는 공부를 하겠다고 집을 떠난 나를 만나기 위해 학교에 찾아갔다고 한다. 그런데 어머니를 만나러 나온 내 얼굴에 눈이 세 개가 달려 있었다고 한다.

"아이고! 우리 딸이 이 어미를 떠나 공부하느라 힘에 겨워 눈이 세 개가 되었구나!" 어머니가 탄식을 하자 내가 이렇게 대답했다는 것이다.

"어머니, 걱정 마세요. 스승님께서 공부를 잘했다고 눈 하나를 더 만들어주신 거예요."

어머니의 꿈처럼, 나는 다른 사람들이 보지 못하는 또 다른 세계를 바라보는 능력을 가진 것이 분명하다. 그러나 내가 원한 것도 아니었고, 이를 부나 명예를 취하기 위한 수단으로 이용하지도 않았다. 지금까지 나는 평범한 두 개의 눈과 특별한 하나의 눈으로 보고 깨우친 치유의 진리를 많은 사람들에게 거짓 없이 전달하는 것을 사명이라 생각하고 사심 없이 이 길을 걸어 왔다. 돌이켜보면 보통 사람들이 가지지 못한 하나의 눈은 내 삶을 옥죄는 사슬이었고, 그 눈으로 바라본 신비한 세계에 취해 행복했던 따뜻한 봄날은 온 듯 만 듯 잠시 잠깐이었다.

이제 나는 나의 천직을 원망했던 한 여름의 거친 폭우 속을 지나, 내가 터득한 치유의 진리를 보다 많은 사람들에게 전하기 위해 '율본운동의 대중화'란 나의 목표를 열매 맺게 할 가을의 길목에 섰다. 하지만 세상의 거친 파도를 헤치고 나의 목표를 실현시켜 궁극적인 내 삶의 목적지인 '함께 행복한 세상'을 완성할 수 있을지는 의문이다. 그러나 후회도 미련도 없을 만큼 최선을 다했고, 그 어떤 결과에도 연연하지 않을 마음의 평정심을 얻은 것만으로도 충분히 행복하다.

언젠가는 나도 이 세상에 온 사명을 다하고 떠날 것이다. 그때 나는 질병의 고통에 놓인 수많은 사람들과 함께했던 기억과 더불어, 가슴 가득 보람과 행복을 안고 떠날 수 있음에 감사의 기도를 올릴 것이다.

에필로그

◇ 당신은 언제나 옳습니다. 그대의 삶을 응원합니다. – 고려원북스

소리에 숨겨진 기적의 치유력
소리가 내 몸을 살린다

초판 1쇄 2019년 9월 9일

지은이 이란
펴낸이 설응도 편집주간 안은주
영업책임 민경업 디자인책임 조은교

펴낸곳 고려원북스

출판등록 2004년 5월 6일(제 2017-000034 호)
주소 서울시 강남구 테헤란로 78길 14-12(대치동) 동영빌딩 4층
전화 02-466-1283 팩스 02-466-1301

문의 (e-mail)
편집 editor@eyeofra.co.kr
마케팅 marketing@eyeofra.co.kr
경영지원 management@eyeofra.co.kr

ISBN : 978-89-94543-87-1 13510